协和医生答疑丛书

荣获国家科学技术进步奖

中国医学科学院健康科普研究中心推荐读本

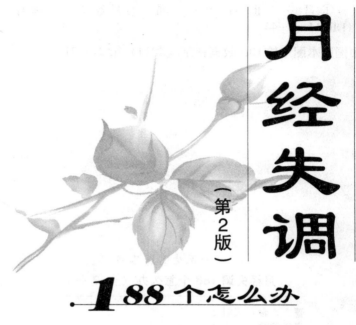

月经失调

（第2版）

188个怎么办

张以文 著

中国协和医科大学出版社

图书在版编目（CIP）数据

月经失调 188 个怎么办／张以文著. —2 版. —北京：中国协和医科大学
出版社，2014. 11
（协和医生答疑丛书）
ISBN 978-7-5679-0171-1

Ⅰ. ①月…　Ⅱ. ①张…　Ⅲ. ①月经失调-诊疗-问题解答
Ⅳ. ①R711. 51-44

中国版本图书馆 CIP 数据核字（2014）第 215121 号

协和医生答疑丛书

月经失调 188 个怎么办（第 2 版）

著　　者：张以文
责任编辑：许进力

出版发行：中国协和医科大学出版社
　　　　　（北京东单三条九号　邮编 100730　电话 65260378）
网　　址：www. pumcp. com
经　　销：新华书店总店北京发行所
印　　刷：北京佳艺恒彩印刷有限公司

开　　本：710×1000　1/16 开
印　　张：12. 75
字　　数：160 千字
版　　次：2015 年 4 月第 2 版　　2015 年 4 月第 1 次印刷
印　　数：1—5000
定　　价：28. 00 元

ISBN 978-7-5679-0171-1

丛 书 序 言

　　"协和"是中国医学的金字招牌，也是许多中国百姓心中最高医学水平的象征。正是如此，全国各地近些年如雨后春笋般地出现许许多多的"协和医院"。但医学界知道，"协和"有北京、武汉、福建三个老牌医院；对于北方的大多数人而言，"协和"特指北京协和医院和北京协和医学院。

　　"北京协和"联系着黄家驷、林巧稚、张孝骞、吴英恺、邓家栋、吴阶平、方圻等一位位医学泰斗，也联系着一代代"新协和人"的劳动创造。这里有科学至上、临床求真、高峰视野、学养博深等闪光品格，也有勤学深思、刻苦务实、作风严谨、勇于创新等优秀精神。

　　"协和医生答疑丛书"是协和名医智慧和经验的总结，由北京协和医学院和北京协和医院众多专家参与编写，体现了这些专家对疾病的认识和对患者的关怀，更重要的是展示了他们多年甚至是一生临床诊疗的丰富经验。

　　"协和医生答疑丛书"因为其科学性、权威性和实用性，获得中国科普图书最高奖——国家科学技术进步奖二等奖。协和专家长期从事专业工作，写作语言并不十分通俗，也不够活泼，但这些在医学巅峰的医学专家写出了自己独特的经验和独到的见解，给读者尤其是患者提供了最科学最有效的建议。

　　几十年来，全国各地成千上万的患者为获得最好的治疗，辗转从基层医院到地市医院，再到省级医院，最后来到北京协和医院，形成"全国人民上协和"的独特景观。而协和专家也在不断总结全国各级医院的诊疗经验，掌握更多的信息，探索出更多的路径，使自己处于诊治疑难病的优势地位，所以"协和"又是卫生部指定的全国疑难病诊疗指导中心。

"协和医生答疑丛书"不是灵丹妙药，却能帮您正确认识身体和疾病，通过自己可以做到的手段，配合医生合理治疗，快速有效地康复。书中对疾病的认识和大量的经验总结，实为少见，尤为实用。

袁　钟

中国医学科学院健康科普研究中心主任

2010 年春

序　言

　　张以文教授在妇产科领域工作 50 余年，以她一贯的科学钻研精神和对病人极端认真负责的态度，在长期临床工作中积累了丰富宝贵的经验。近 40 年来更在女性生殖生理，特别是对"月经失调"进行了深入的探讨和研究。

　　有关"月经失调"可以提出 188 个问题来，是因为"月经失调"的发展原因和发病机制，是人体生殖生理、神经体液、遗传因素等各方面错综复杂相互联系、相互制约而出现的情况。张教授很细致的循序渐进由浅入深对"月经失调"进行讲解，又以辩证唯物、强调个体化将诸因素进行横的联系，对"月经失调"进行了详尽细致地描述和讨论。

　　这本书对一般患者来说是一本有关月经失调的科普书；而对妇科内分泌专业人员来说也是一本很有价值的专业参考书，值得参考阅读。

连利娟　教授
2014 年 8 月

再 版 前 言

　　妇女半边天，女性在整个社会中起着不可估量的作用。女性生殖生理的特点是周期性。月经是育龄妇女生殖健康的重要指标，除妊娠期外几乎整个生命期的一半都有月经相伴。月经失调是妇科的常见病。诊治月经失调是妇科内分泌学的基础领域。

　　20世纪70年代后女性生殖医学的进展已经阐明下丘脑-垂体-卵巢-子宫轴（简称卵巢轴）的闭式反馈调节系统对月经周期的调控。然而高级神经中枢、神经内分泌免疫网络、神经内分泌营养调节网络与卵巢轴之间的神经体液联系；女性生殖器官局部众多细胞因子的调控；许多月经病的遗传背景等方面还远未能搞清。机体遗传及内、外环境的错综复杂的变化都可能引起卵巢轴功能改变，表现为月经失调，但许多情况的病因尚难以准确辨认，多数病程往往迁延多时。因此现今女性生殖医学依然存在很大的局限性，往往不能做到让患者自己的卵巢轴功能完全恢复，根治月经失调。不少情况只能对症治疗，缓解病情，在力所能及的范围内满足患者要求。

　　我受林巧稚主任分配，师从葛秦生教授入妇科内分泌组工作至今已40余年，接触到各种各样的月经病患者。深深感到生活方式、遗传因素影响着女性的生殖健康。例如，不注意健康体格和乐观心态的维护，劳累或应激过度，或碰到不顺心事件不能自我排解、适度调整减压。又如为盲目追求苗条而过度减重；或饮食失控而导致肥胖；家族中糖尿病的遗传影响，缺乏适当的锻炼；出国留学或进城打工导致生活环境不适应；环境污染物；不注意经期卫生和避孕，反复人工流产或误用紧急避孕药等。门诊中在向患者询问病情之余，从人文关怀和关注整体健康的角度追溯发病诱因，常常能听到上述情节。公众对不良生活方式对月经的危害认识不足，往往过度依赖医生和药物，还可能存在认识或行为的误区。为此我接受了中国协和医科大学出版社的再版建议，在退休了13年后重新拿起17年前出版的《月经失调140个怎么办?》一书，逐字逐条地进行内容更新补充。希望能向广大妇女同胞普及女性生殖医学的知识、沟通医患、告诉患者在一定程度上维护生殖健康的钥匙掌握在自己手中。发挥患者的积极性，让她们与医生一起，共同参与促进妇女生殖健康的事业。

17年来女性生殖医学取得长足的进展。此版删去了过时的观点和诊治方法，增加了48问。添加的内容有：婴幼儿及儿童期生殖道出血；青春发育动因的中枢和代谢机制，真性性早熟症的诊断和个体化处理；儿童期及青春期卵巢超声形态特点；青春期附件囊肿的处理；先天性单一性促性腺激素释放激素缺乏症（包括嗅觉受损和正常两类）的遗传学研究进展和下丘脑促性腺激素释放激素神经元发育和功能的基因调控；国际妇产科联盟关于非妊娠育龄妇女异常子宫出血的新术语系统和病因新分类系统；经间期出血与黄体功能不足；下丘脑性闭经的病理生理改变及诊断要点；多囊卵巢综合征的概念变迁、诊断的争议、困难与鉴别诊断、临床分型及个体化处理、中老年时的自然转归趋势；甲状腺和肾上腺疾病对月经的影响；人类生殖衰老的核心、规律与过程；绝经过渡期的定义、标志、分期、月经与生殖激素变化的特点、黄体期时相外事件；更年期妇女 7 个常见临床问题及 8 项保健措施；绝经相关激素治疗的最新认识，对健康的益处和风险、与心脑血管病、乳腺癌、大脑功能的关系；雌激素治疗的最佳窗口期，孕激素品种的选择；剂量、用药途径的个体化地选用及规范地监测。全文尽可能通俗，也要达到一定的学科深度。还介绍了医生诊治月经病的过程是：先调查至少 1 个月经周期找到异常变化的循证依据，然后分析判断再下处方，避免主观臆断、过度或不当诊断及治疗。提出了对患者配合检查和治疗的希望。列举了北京协和医院妇科内分泌组改革开放以来一些临床工作的经验体会，25 个典型病例介绍等。

由于退休后参加学术、社会活动减少，个人追踪学科进展有限，文字写作能力欠佳等，文中一定会有不少欠缺之处，希望读者见谅。

北京协和医院
张以文
2015 年 3 月

目　录

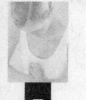

1. 一个人的性别是什么时候、由什么因素决定的？

自古以来，便有上帝创造亚当、夏娃这一对人类祖先的传说。在医学上，究竟是什么因素、什么时候决定了一个人的性别？为回答这个问题，科学家们进行了多年的研究。现已肯定，一个人的性别是由其父母的生殖细胞——精子与卵子的细胞核内携带遗传信息的染色体所决定的。

原来在胚胎早期，其原始性腺是不分性别的。如果该胚胎由父源含 Y 染色体的精子与母源的卵子（含 X 染色体）结合而成，即染色体为 46XY。Y 染色体短臂有 SRY 基因，一般情况下是睾丸决定基因，使其原始性腺便逐渐衍变为睾丸，该胚胎即发育为男性个体；反之，若胚胎由父源含 X 染色体的精子与母源的卵子结合而成，即染色体为 46XX，那么其原始性腺将逐渐发育为卵巢，该胚胎即成为女性个体。原始性腺的这一分化过程在胚胎 6~7 周时开始，18~25 周时完成。

人类性别的分化

性别	染色体	性腺	内生殖器		外生殖器
			中肾管	副中肾管	
男	46XY	睾丸	输精管、附睾、精囊[1]	退化[2]	阴茎、阴囊、前列腺[3]
女	46XX	卵巢	退化	输卵管、子宫、阴道上段	大小阴唇、阴蒂、阴道下段

刺激或抑制物质：[1]睾酮；[2]副中肾管抑制物；[3]双氢睾酮

男子与女子的性别除了染色体与性腺不同外，内外生殖器官结构、体内性激素种类及水平也不同。在胚胎早期每个个体体内皆具有两套管道系统，称为中肾管（即午非管）系及副中肾管（即苗勒管）

系。此时亦无性别的差异。

在男性个体内，胎儿睾丸能合成分泌一种雄激素（睾酮）及另一种蛋白质（副中肾管抑制物质）。在睾酮的刺激下，中肾管系逐渐发育为男性内生殖器——附睾、输精管及精囊。在副中肾管抑制物的作用下，副中肾管系逐渐退化。睾酮在体内还能转变为另一种雄激素（双氢睾酮），使该个体的外生殖器发育呈男性型，即阴囊、阴茎及前列腺。

女性胎儿体内无副中肾管抑制物，副中肾管系自然演变为双侧输卵管、子宫及阴道上段（见图）；也无睾酮及双氢睾酮的影响，中肾

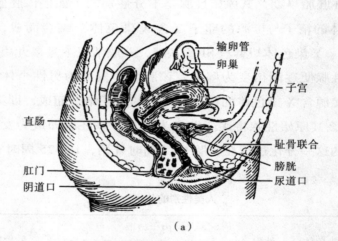

（a）

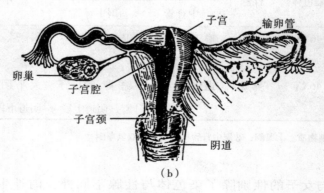

（b）

女性内生殖器

a 矢状断面观；b 后面观

管系自动退化。外生殖器发育为女性型，即大小阴唇、阴蒂及阴道下段。

内外生殖器的性分化也在胚胎 16~25 周前完成。

2. 人有多少种性别？

以上介绍了人的染色体性别、性腺性别、内外生殖器性别。除此以外，人还有社会性别、性激素性别、心理性别。

社会性别即出生性别或身份证性别，出生后父母根据外生殖器决定的性别。心理性别一般 2 岁左右的幼儿开始知晓，3~5 岁时已认识有男孩女孩之别；但性心理的成熟要到青春发育期（见第 39 问）。性激素性别也要到青春发育期第二性征出现后才显现。一般情况下，这 6 种性别是一致的。如果任何一项出现不一致，就引起种种的性发育畸形或性心理异常。

临床上需要做外周血染色体核型分析以确认性别。这种化验抽血样时，必须在遗传实验室由专人用经过消毒后无菌的注射器抽血，并立即置入无菌的器皿中进行培养，等血细胞分裂达中期时，加入一种药物使分裂中止，然后再进行照相，由专人辨认及排列分组，总过程约需 1 个月才能出报告。个别患者还需做 SRY 基因检测。

3. 想生男孩的妇女在怀孕期服雄激素行吗？

很遗憾，上述这些胚胎性分化的规律尚未普遍地被公众所了解。我们在门诊确实见到个别夫妇出于种种原因，渴望生一个男孩，发现自己怀孕后，立即买些含雄激素的药片吃下，期望腹中的胎儿向男性转化，实际结果却非如人愿，生下了一个非男非女的两性畸形儿。不仅父母担忧，孩子的心理亦受到巨大的创伤。

根据前面介绍的人体性别形成的起因及过程，便不难明白孕妇为生男孩服用雄激素的方法是多么缺乏科学依据！因为腹中胎儿的性别早在卵子精子结合的那一瞬间已成定局。若是男胎，他自身体内即会生成雄激素，不必从药物中提供；若为女胎，那么食入的雄激素会使女胎的外生殖器呈不同程度的男性化，如阴唇融合似阴囊，但没有睾丸，阴蒂包皮肥大如阴茎，但尿道下裂，必须蹲着尿。虽然可按男性抚养，但性腺仍是卵巢。由于没有副中肾管抑制物，内生殖器仍是女性型。这样的孩子必须经历一次外生殖器的整形手术，以后也只能按女性生活。因此，生男生女在某种意义上说是命中注定的。虽然有些关于控制胎儿性别方法的传说，但其价值尚难定论。

显然，想生男孩的妇女在怀孕前服用雄激素也是有害无益的。因为过多的雄激素会抑制卵巢内卵泡的发育及排卵功能，造成月经停闭和不育，甚至会出现男性化（见第102问），因此切忌采用此法。

4. 生理上妇女一生将经历几个阶段？各有什么特点？

在生理上，妇女的一生将经历新生儿期、婴幼儿及儿童期、青春发育期、性成熟期（即育龄期）、绝经过渡期、绝经后期（老年期）6个阶段。它代表了从出生到发育成熟，而后衰退老化的连续发展过程。各阶段间的年龄界限受遗传、环境、营养等诸因素的影响而存在着个体及群体间的差异。

新生儿期：指婴儿出生后1个月以内的时期。这阶段的女婴可能受到母亲及胎盘性激素的影响，乳房略隆起，外阴有少许分泌物，一般数日内即消失。

婴幼儿及儿童期：婴儿期指生后1个月至1岁止，幼儿期指1岁以后至3岁止。儿童期指3岁以后直到青春发育期前。此时体格生长很快，各脏器功能发育日趋完善，但性腺和生殖器官则保持幼稚状态。

青春发育期：指儿童期幼稚的性腺和生殖器官向成年期成熟的状态逐渐过渡的时期。全身体格及脏器也进一步生长完善，生殖功能及性功能逐渐获得。妇女开始有月经来潮及周期性排卵，性心理亦渐趋成熟。

性成熟期：即育龄期，18~45岁，是妇女具有生育功能的时期。

绝经过渡期：指从生育期走向绝经的一段过渡时期。围绝经期指从绝经过渡期起直到绝经后1年末止。

绝经后期：指最终月经后到生命终止的整个时期。与老年期衔接并重合。此阶段的特征是各器官逐渐发生衰老性变化。

5. 一个妇女两侧卵巢内究竟有多少卵细胞？出生后还会增多吗？

育龄妇女的卵巢是一对扁椭圆形的器官，约4cm×3cm×1cm大小。总重10~16g。它们以一些韧带与子宫角、骨盆壁相连。由于出生后卵巢内能生成卵母细胞的干细胞消失殆尽，卵细胞数目是生前决定的，出生后不再增加。

原来卵巢是由生殖细胞及体细胞组成。胎龄5周时起，来源于胚胎内胚层的生殖细胞移行到中胚层的原始生殖嵴，当时有300~1300个。一方面，在卵巢内许多生长因子的作用下，它们不断地进行有丝分裂，数目不断增多，到胎龄5~7个月时达600万~700万个。另一方面，自胎龄3~7个月时止，上述生殖细胞（称为卵母细胞）分期分批开始第一次减数分裂，但并未完成，中途停止进展。从此时起，卵母细胞总数不但不再增加，反而陆续退化而减少，至出生时卵巢内卵母细胞约剩200万个，到青春发育期只有30万~40万个。成年妇女每月只排出一个成熟卵子，一生中排卵总计约400个，尚不到卵母细胞总数高峰值的万分之一。妇女37.5岁时卵巢内卵母细胞约2.5万个，此后卵母细胞退化加速，绝经时已基本耗竭（见图）。

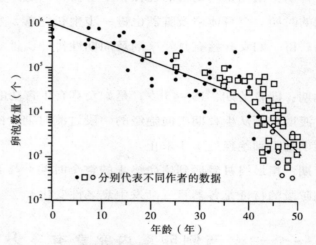

人类卵巢始基卵泡总数随增龄减少，37.5岁后其速率加快

这种胚胎期卵细胞的固定库存与男子的生精功能完全不同。成年男子的睾丸能不断生成成熟的精子，每隔70余天便能新生一批。

6. 妇女卵巢内的卵细胞是怎样发育成熟的？

妇女卵巢内卵母细胞的发育成熟需经历漫长的时间，并受到各方面多种物质的复杂调控。

（1）9个月的基础：卵细胞发育也起始于胚胎期。在胎龄5个月起至出生后6个月时止，女胎卵巢内的体细胞与卵母细胞组合成许多始基卵泡，直径30~60微米（即10^{-6}毫米）。始基卵泡包含一个直径9~25微米的卵母细胞，一层扁平的颗粒细胞及一层基底膜，其直径约30微米。它们在卵巢局部众多物质的调控下，分期分批地启动生长发育。科学家们的研究认为，需经过约9个月的时间才发育成为直径约120微米的窦前卵泡。在这9个月中，卵母细胞直径增大至80

微米左右，细胞内有许多生化改变。细胞周围被一层称为"透明带"的糖蛋白包绕。这层透明带有防止多个精子及异种动物精子穿入的功能。原来单层的颗粒细胞变为多层立方形，细胞间有小突起相连接，以便互相交换营养物质及信息并对激素产生同步反应。不仅如此，基底膜外还被毛细血管网及另一种体细胞——内泡膜细胞包绕，从这时起卵泡与周身血循环才建立了联系。

（2）70天的加油：窦前卵泡还需经过85天才能发育为直径约18毫米的成熟卵泡。最初70天内，卵泡直径增大至2毫米，颗粒细胞数增加600倍，并分泌卵泡液，形成卵泡腔，故称为窦卵泡。

（3）最后14天的冲刺：卵巢内窦卵泡库中每月有一批窦卵泡群（10余个）进一步生长发育，这个现象被称为"募集"。在以后约14天的最终发育过程中只有1个优势卵泡达到成熟阶段（被称为"选择"），并被排入宫腔，这个过程称为排卵。排卵前约18小时卵母细胞才完成第一次减数分裂，染色体由46个减半成23个，从而具备了受精能力，称为卵细胞。

因此，从出生前算起直到排卵，卵细胞的寿命最长可达10~40余年。正因为如此，某些35岁以上的孕妇可能发生因卵细胞衰老而影响胚胎质量，临床上需常规做优生筛查。同时也说明妇女生儿育女最好在30~35岁前完成。

7. 排卵后卵细胞能存活多久？卵泡壁将有什么变化？

排卵后，卵细胞及周围的颗粒细胞被输卵管伞端所摄取，借输卵管肌层的蠕动及管腔上皮纤毛的摆动，逐渐向宫腔方向输送，此时若有性生活及上游的活动精子，则卵细胞在输卵管中段与之相遇而受精（见图）。卵精原核相互融合，染色体重组为46个，形成新的个体，被称为孕卵。孕卵一方面进行有丝分裂，另一方面继续借助输卵管蠕动及纤毛推动向宫腔方向移动。受精后 6~7 天，孕卵发育为晚期囊胚期时，开始着床于子宫内膜层内，经过约 9 个月生长发育成为足月胎儿。也就是在孕卵着床后才能通过化验血或尿检测到妊娠。

若卵细胞未受精，则于排卵后 12 小时后即开始退化。由此可见排卵后卵细胞生存时间是非常短暂的。

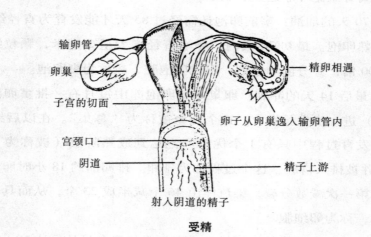

输卵管

卵巢

子宫的切面

宫颈口

阴道

精卵相遇

卵子从卵巢逸入输卵管内

精子上游

射入阴道的精子

受精

排卵后塌陷的卵泡壁将是什么命运呢？在垂体激素的刺激下，卵泡壁的结构重新组合形成了黄体。其变化包括：

（1）卵泡壁的破口很快封闭，被一种纤维蛋白修复。

（2）卵泡内留下的颗粒细胞及内泡膜细胞内积聚黄色的类脂质颗粒而黄素化，形成黄体细胞。

（3）基底膜外的纤维母细胞及毛细血管迅速增生，并深入基底膜内。约在排卵后 5 天内形成成熟黄体，直径 2~3 厘米。

若卵细胞已受精，则胚胎分泌一种人绒毛膜促性腺激素（HCG），使黄体继续发育，至妊娠 3 个月末时才退化；若未受精，黄体的寿命是固定的，排卵后 10 天左右起黄体开始萎缩，14 天左右退化，最终转变为瘢痕状，称为白体。

8. 卵巢能合成分泌哪些性激素？对女性生殖器官各有什么作用？

卵巢的功能除了每月能排出一个成熟的卵细胞外，还有重要的内分泌功能。

卵巢各种细胞内含有多种酶，这些细胞能吸取血循环中的胆固醇，借助多种酶的催化作用，先后生成孕激素、雄激素及雌激素。在窦卵泡发育的最后阶段，优势卵泡能合成分泌雌激素，主要是雌二醇（E_2）。其分泌量日益增多，至排卵前外周血液雌二醇浓度即反映优势卵泡的功能，高峰为 300pg/ml 左右。排卵后黄体发育的阶段中黄体细胞能同时分泌雌二醇及孕酮（即黄体酮），其分泌量及血内浓度在排卵后 5~7 天达到高峰（雌二醇约 200pg/ml，孕酮约 15ng/ml）。黄体退化后血内雌二醇及孕酮的水平亦随之降低。

妇女体内的雄激素主要由卵巢内泡膜细胞及肾上腺皮质合成分泌，其生成速率约为成年男子的 3%，血内浓度为成年男子的 8%。生物效能最强的雄激素是睾酮。

雌激素与孕酮对女性生殖功能是至关重要的。雌激素增加子宫的血液供给，促进子宫发育，促进子宫内膜（子宫体壁近宫腔的一层组织）的腺体、血管及间质细胞增殖，内膜变厚，就像种庄稼时需要在地里铺土一样。雌激素能使子宫颈管的腺体分泌增多，内含的水分、盐类及糖蛋白增加，从而变得清澈稀薄，有利于精子的存活及穿透。雌激素促进输卵管肌层发育及收缩，使管腔上皮细胞分泌增加及纤毛生长。雌激素促进阴道黏膜增厚，角化细胞增多，细胞内糖原储存，在乳酸杆菌的作用下使 pH 值呈酸性。雌激素促使大、小阴唇发育，色素沉着及脂肪沉积。

排卵后黄体分泌的雌激素和孕酮使已增殖的子宫内膜腺体停止增殖，转而分泌糖原等营养物质，间质细胞肥大水肿（被称为蜕膜样变），使内膜呈疏松的海绵状，血管增长、卷曲及扩张，通透性增高，就像给土地浇水施肥一样，这种变化被称为分泌改变。在排卵后的5~7天，是黄体功能最旺盛的时期，分泌改变最为显著，也恰好是孕卵着床于子宫内膜的时间。子宫内膜的上述变化都有利于着床孕卵的营养供给及发育。

妇女体内的雄激素的主要作用是为生成雌激素提供原料，因为雌激素是在卵巢内芳香化酶催化下由雄激素转换而来的。雄激素还能刺激腋毛、阴毛的生长，促进体内蛋白质的合成。可能还与性欲有关。

9. 雌激素对女性体内其他器官有哪些影响？

雌激素在女性体内的作用非常广泛。它促使乳腺基质及腺管生长发育。通过刺激垂体泌乳素分泌，促进乳汁生成。雌激素刺激肝脏胆固醇代谢酶的合成，改善血脂成分。使高密度脂蛋白（HDL-C）升高，低密度脂蛋白（LDL-C）降低，总胆固醇降低，但可能升高血甘油三酯。雌激素还有利于提升外周组织对胰岛素的敏感性。促使体内脂肪呈女性分布。雌激素对心血管系统的作用决定于心血管的基础状态：对健康的心血管有保护血管内皮细胞作用，抑制动脉壁粥样硬化斑块的形成；调节血管活性物质的形成，从而扩张血管，改善心肌血液供给及功能。对有动脉硬化病变的血管则可能促使炎性物质增高，斑块不稳定形成血栓的风险。

雌激素促进儿童期长骨生长，加速骨骺闭合。成年期促进成骨，抑制破骨及骨转换。促进活性维生素D的合成而增加肠钙吸收，其综合后果是保持骨量，预防骨质疏松症。对神经系统雌激素有营养神经的作用，促进神经细胞的存活与修复，及神经细胞之间突触的形成；促进多种神经递质的合成。雌激素保护全身结缔组织和软骨的代谢，使真皮增厚，表皮弹性及血供改善，有利于美容。对关节软骨的功能也有维护作用。

10. 孕酮和孕激素有什么区别？它们还有什么别的功能？

孕激素分为天然来源和人工合成来源两类，黄体合成的孕酮是唯一天然来源的孕激素；20世纪60年代以来，药学家们先后人工合成了上百种的孕激素，其生物效能大大提高，先后用于避孕和临床治疗。国内常用的有炔诺酮、醋甲羟孕酮、醋甲地孕酮、醋环丙孕酮等，21世纪又引进了地屈孕酮、屈螺酮等。

对生殖系统孕激素可抑制子宫肌层收缩；对抗雌激素的内膜增殖作用，转化腺体为分泌改变，间质蜕膜样变，有利于孕卵的着床及发育。孕激素抑制宫颈腺体分泌，不利于精子穿透。抑制输卵管收缩及上皮纤毛生长，调节孕卵的运行。使阴道上皮角化减少，中层细胞增多。对乳腺，在雌激素作用的基础上，孕激素与泌乳素一起促使腺泡发育；大量孕激素抑制乳汁分泌。妊娠期孕激素参与母胎界面的免疫抑制调节，使胚胎得以存活而不被排斥。孕激素还能促使蛋白分解；促进水钠排出；刺激下丘脑体温调节中枢，使基础体温升高。

11. 什么是月经？为什么正常成年妇女的子宫腔每月有出血？

正常成年妇女每个月子宫腔内膜会脱落出血数天，这是正常的子宫出血，医学上称为月经。它是怎样形成的呢？

第6问中已介绍了卵巢内窦卵泡发育的最后冲刺阶段（即卵泡期），经过"募集"和"选择"，发育中的优势卵泡分泌越来越多的雌二醇使子宫内膜发生增殖改变，排卵后形成的黄体（即黄体期）分泌的雌二醇、孕酮使增殖状态的子宫内膜转化为分泌改变。前面也介绍了若卵细胞未受精，黄体在排卵后14天左右退化，它分泌的雌、孕激素也随之降到低水平，这个变化产生了一系列的后果：①分泌状态的子宫内膜失去激素的支持，塌陷变薄；②激活了子宫内膜多种使细胞外基质降解的酶的功能，内膜降解而剥脱；③白细胞浸润，血管破裂而引起子宫腔出血。

为什么正常子宫出血在3~7天内能按时停止呢？这是由于雌、孕激素水平降低后，有雌、孕激素协同影响的子宫内膜能在2~3天内全面脱落干净（被称为规则脱落）。要特别指出的是，月经期脱落的子宫内膜只限于其表面的2/3，称为功能层，而深部的1/3在月经期并不脱落，称为基底层。又由于雌、孕激素低谷时垂体的促卵泡激素（见第16问）分泌会升高，促使新一批卵泡发育，又分泌雌激素，因此，从月经周期的第3~4天起，子宫腔出血创面的基底层内膜上皮在新一轮雌激素的影响下又开始再生，修复创面，流血即停止。

促使流血停止的另一个重要机制是体内血液凝固和止血功能正常。如果子宫内膜不能在2~3天内全面脱落（不规则脱落），或体内凝血止血功能失常等原因，临床上会出现经期延长，淋漓不止。

 12. 什么是月经周期？

由于窦卵泡发育的最后冲刺阶段需15天，黄体从开始形成至退化亦需14天左右，因此子宫内膜的脱落出血约每个月发生一次，临床上表现为每月1次的月经。由于这种变化周而复始地循环出现，被称为月经周期，也可以认为是子宫内膜周期。它是女性生殖生理的特征性表现，生殖健康的重要指标。

虽然月经时子宫出血是前1个月中卵细胞未受精，黄体退化，子宫内膜从增殖、分泌，到退化脱落的结果，但医学上为便于确认，一般皆认定月经来潮的第1天为本次月经周期的第1天，以后顺序类推，直至下次月经来潮的前1天，便是本周期的最末1日。月经周期的天数就是这样计算的。患者了解这个计算方法，有助于理解执行医生开的化验单或用药医嘱。

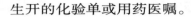

13. 妇女正常月经周期的规津是怎样的？月经期应有什么感觉？

正常月经周期具有 4 个特征：

（1）周期的频度：月经周期平均为 28 天（范围为 21～35 天）复现 1 次。

（2）周期的规律性：月经周期长度的变异应短于 7 天。

（3）月经持续的天数称为经期，平均为 5 天，范围为 3～7 天。

（4）每次经期出血量：研究者以科学的方法（即碱性正铁血红蛋白法）客观地测定每次经期失血量，平均约 35ml，范围为 5～80ml。一般在经期的第 2～3 天失血量最多，经血色鲜红或稍暗，黏稠而不易凝固。还可含有子宫内膜碎片及宫颈黏液等成分。

换言之，每月哪天将来月经，哪天月经结束都是可预计的。但是年轻少女和中年妇女月经周期的上述 4 个参数变异稍大。

月经是妇女的一种生理现象，一般不影响正常的生活与工作。由于月经期盆腔器官充血，可产生下腹坠胀、腰骶部酸胀感觉。

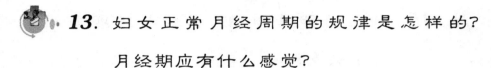

14. 妇女月经期身体有什么变化？应注意哪些保健措施？

妇女月经期子宫腔内膜大片脱落，形成大片创面；子宫颈口处于张开状态，阴道内有血，正常的酸性环境被改变，这些情况都有利于细菌的繁殖而导致感染。因此，月经期应严格禁止性生活、盆浴、游泳、涉水及阴道内灌洗。月经垫或阴道塞要严格消毒，勤于更换，经常用清洁温水清洗外阴部，保持局部卫生。月经期身体抵抗力降低，应避免剧烈运动及重体力劳动，注意劳逸安排，睡眠充足，营养充足、心情愉快。注意下身保暖，少吃生冷及有刺激性的食物。

15. 什么是卵巢周期？月经与排卵之间有什么关系？

卵巢内窦卵泡"募集""选择"与优势卵泡发育、排卵、黄体形成与退化三阶段的变化，历时也约一个月，称为卵巢周期（见图）。由于卵巢分泌的雌、孕激素引起子宫内膜增殖、分泌及脱落出血也有三阶段的变化，亦历时一个月，称为月经周期。所以，卵巢周期与月经周期的改变是相平行的，月经周期接受卵巢分泌雌、孕激素的动态调控。排卵发生在月经周期第14~15天，或下次月经前14天左右。

月经是前一周期卵巢排出的卵细胞未受精的结果。若卵细胞受精，孕卵着床成功，则子宫内膜承担着营养早期胚胎的功能，它非但

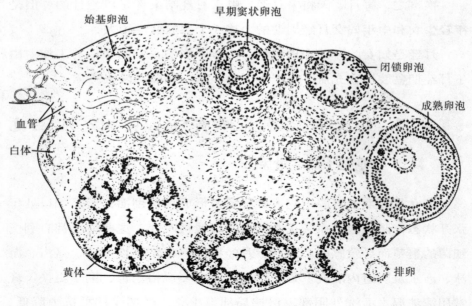

人卵巢周期

不会脱落出血，而且会进一步增厚肥大，转变为蜕膜及胎盘的一部分。

了解了月经与排卵、受孕之间的因果、时间关系，便能根据需要，掌握好性交时机，以帮助妊娠或避孕。

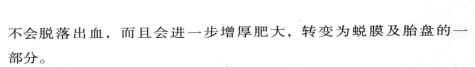

16. 脑下垂体前叶分泌的两种促性腺激素是什么？其主要作用是什么？

大家会奇怪，是谁这样巧妙地调节着卵巢的功能，使它发生如此规律的周期改变？弄清这个道理，有助于寻找许多月经紊乱患者的病因。

卵巢内始基卵泡和窦前卵泡发育的启动及进展，由什么因素控制尚未完全搞清，但可肯定的是受卵巢内局部众多物质所调控，因为此时卵泡内并无血液供应，至于窦卵泡发育的最后 15~25 天，是受脑下垂体前叶细胞分泌的促性腺激素调控。

脑下垂体为脑底部凸出的一个小腺体。它位于颅骨底部的蝶鞍内，总体积约 0.78 立方厘米，总重量不到 1 克，却有"内分泌腺体首领"之美名，脑下垂体分为前、后两叶，前叶的某些细胞能合成分泌两种促性腺激素——促卵泡激素（FSH）和促黄体素（LH），它们的成分皆为大分子的糖蛋白。

FSH 是刺激卵泡发育成熟的最主要的激素，也是卵巢内激活芳香化酶、催化雌二醇合成的最重要激素。FSH 与卵巢内局部生成的许多其他物质协同作用，使每月发育的卵泡群中只有一个能达到成熟阶段，该卵泡被称为优势卵泡，其余的卵泡皆闭锁退化，这个过程被称为"选择"，它保证了妇女每月只排出一个成熟的卵细胞，避免了多胎妊娠。

另一种促性腺激素 LH，在窦卵泡发育阶段主要作用是，促使卵巢内合成雄激素，为合成雌激素提供原料。排卵后，黄体的形成及功能维持皆需 LH 作用的支持。

 17. 促性腺激素怎样调控卵巢周期？

妇女一生血 FSH 与 LH 浓度的比值呈现规律性的变化：儿童期和绝经后血 FSH 水平高于 LH 水平，比值大于 1；育龄期则反之，FSH 水平低于 LH 水平，比值小于 1。青春发育期和绝经过渡期是上述变化的转变时期。此外，这两种促性腺激素的分泌还有周期性的节律。前一个周期的末期及本周期的早卵泡期，垂体 FSH 分泌增多，促使卵巢内卵泡库内一个窦卵泡群发育（"募集"）。FSH 与卵巢内生成的其他物质一起作用，在上述的发育卵泡群中，"选择" 1 个优势卵泡发育到成熟阶段。优势卵泡分泌雌二醇，愈来愈多，FSH 浓度有所降低。

那么，排卵又是怎么发生的呢？妇女机体自身的精细巧妙调节只不过是卵巢与脑下垂体之间的正反馈调节！原来窦卵泡发育末期，优势卵泡分泌的雌二醇量迅速增多，血内高浓度的雌二醇（约 300pg/ml）持续一定时间后，促使垂体骤然大量释放 LH 与 FSH，血内形成高峰值。卵巢的这种正反馈调控在内分泌系统中可谓独一无二。血 LH/FSH 峰通过很复杂的过程，一方面促使卵母细胞完成第一次减数分裂，核内染色体减半，卵细胞浆亦渐趋成熟，从而具备了受精能力，另一方面促使成熟卵泡壁及卵巢表面形成破口，在 LH/FSH 峰后约 34 小时，卵细胞及其周围的颗粒细胞（即卵丘细胞）一起被排入宫腔。

排卵后，黄体的形成及功能维持皆需 LH 的作用。若 LH 不足，便出现"黄体功能不足"，临床上可引起经间期出血、不育、流产（见第 137 问）。黄体退化后，分泌雌、孕激素减少，垂体 FSH 分泌又增多，从而募集另一个卵泡群发育生长，开始了一个新的卵巢周期。

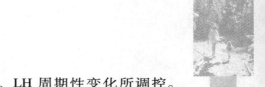
由此可见，卵巢周期是垂体前叶 FSH、LH 周期性变化所调控。雌激素对垂体下丘脑的正反馈调节机制与血 LH、FSH 正常峰的作用是排卵与否的关键。正因为调节机制的如此准确精巧，也很容易受到多种因素的干扰而发生障碍，临床上容易出现种种无排卵的疾病。

18. 垂体促性腺激素分泌受什么调控？

早在 50 年前，有些学者就认为脑下垂体的功能还受更高一级神经中枢的调控。直至 1971 年，美国两位科学家 Schally 和 Guillemin 才从动物的脑内找到了调控促性腺激素合成分泌的物质，被称为促性腺激素释放激素（GnRH）。随后鉴定了分子结构，人工合成，制备了抗体进行了大量的研究，取得了生殖调控研究划时代的进展。

原来脑底部与脑下垂体紧密相连的一个小区域（称为下丘脑），那里富有许多神经细胞核团（也称为神经元），其中有一个被称为"弓状核"的神经细胞核团能合成分泌一种小分子肽，即促性腺激素释放激素（GnRH）。这个物质经过神经纤维及位于垂体与下丘脑相连接部位的毛细血管丛（被称为垂体门脉系统），被输送到垂体前叶，促进 FSH 与 LH 的合成与分泌。

GnRH 的分泌量不是恒定的，而是按一定的节律脉冲式地分泌。通过垂体门脉系统对垂体的刺激也是脉冲式的。研究证明，只有这种刺激方式，才能有效地促使 FSH 与 LH 的适量分泌、激活卵泡发育、诱发排卵及黄体形成。这个现象在 1980 年左右才被人们所认识。如果 GnRH 的脉冲分泌节律消失或减低，卵泡发育就不能激活，临床上将出现闭经。

GnRH 分泌的脉冲节律来自哪里？现在的认识是来自下丘脑自身的脉冲发生器。这种节律的频率和振幅也接受卵巢雌孕激素的调节。卵泡早期这种节律为 60~90 分钟 1 次，黄体期则约为 3 小时 1 次。

19. 哪里调控了促性腺激素释放激素（GnRH）脉冲式分泌？

高级中枢神经系统究竟怎样调控 GnRH 神经元的发育及功能？

原来胚胎期 GnRH 神经元起源于中枢神经系统以外的嗅基板（为嗅觉细胞的发源地）。它们在嗅觉上皮的引导下，随嗅神经移行，才进入脑内弓状核区，逐渐与周围形成神经网络。因此胚胎期 GnRH 神经元经历着漫长的移行、发育、生长、生物合成、脉冲节律发生、分泌、作用等一系列复杂过程，期间需要众多生长因子、转录因子、酶、黏附分子等基因的特异协调的适时适位表达，才能行使正常的功能。

近 10 余年分子遗传学研究已经显示至少有 7 种基因的正常表达与 GnRH 神经元的正常功能关。这些基因包括：GnRHR、FGFR1（KAL2）、TAC3/TACR3、PROK2/PROKR2、Kiss-1R、KAL-1 和 CHD7。换言之，如果胚胎发育过程中出现这些基因中任何 1 个表达异常，这个个体就会出现先天性 GnRH 缺乏或低下，第二性征不能发育（性幼稚）、月经不能来潮（原发性闭经）。

脑内多种化学物质（神经递质）如 γ 氨基丁酸（GABA）、内啡肽、多巴胺等也调控 GnRH 神经元的功能。环境改变、心理应激、过度紧张劳顿、消瘦、厌食等不良刺激可通过干扰脑内多种物质的正常分泌，抑制 GnRH 脉冲分泌。因为此时机体不适宜或无力承受生殖的负担，卵巢功能抑制代表机体的自然保护机制。这就解释了为什么上述因素会引起闭经、月经紊乱，而治疗不能只靠调经药物，更重要的应该是纠正上述所列的发病因素，调整生活方式和心态。

20. 下丘脑垂体是否受卵巢激素的调控？

第16、第17、第18、第19问中分别介绍了脑、垂体怎样自上而下地通过 GnRH 脉冲分泌、LH 与 FSH 的刺激，促进卵巢内窦卵泡的发育、排卵及黄体的形成，那么卵巢是否只是被动地接受上级的调节呢？实际情况并非如此。卵巢分泌的雌、孕激素对它们的上级器官也起着重要的反馈调节作用。一般情况下，雌、孕激素起抑制作用，称为"负反馈调节"，即当卵巢分泌的雌、孕激素水平增高时（如育龄妇女），垂体、下丘脑分泌的 FSH、LH、GnRH 被抑制在一定的水平；如卵巢分泌的雌、孕激素量甚少时（如绝经后妇女），FSH、LH、GnRH 水平即升高。这是人体内分泌系统调节的普遍规律。

此外，第 17 问中还提到了排卵前血内 LH/FSH 峰形成的"正反馈调节"现象，即排卵前血内雌二醇高峰促使了血内 LH/FSH 峰形成，而不是起抑制作用。

由此可见，女性生殖功能的调控错综复杂，使妇女在千变万化的内外环境中仍然保持着卵巢周期及月经周期的规律性，医学上将这个闭式反馈调控系统称为下丘脑-垂体-卵巢轴（简称卵巢轴）（见图）。

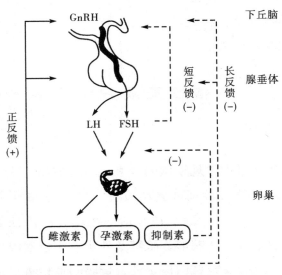

下丘脑-垂体-卵巢轴之间的相互关系示意图

21. 医生通过什么检查了解患者的卵泡发育状况及有无排卵？

通过上面 20 个问题的介绍，可以了解成年妇女的卵巢及子宫行使生殖功能的复杂性；也可以理解近代医学诊治月经病不是一个简单的过程。医生是采用什么方法了解患者体内的卵巢功能呢？如果患者能大致了解这些方法的意义，便会主动、积极地配合检查，以提高诊断的效率及准确性。现将这些方法列出，然后再详细说明。

（1）全身体格检查及妇科盆腔检查。

（2）阴道脱落细胞涂片检查。

（3）宫颈黏液评分。

（4）血生殖激素浓度测定。

（5）盆腔 B 超检查。

（6）基础体温测定。

（7）尿 LH 峰定性检查。

（8）子宫内膜活体检查。

（9）卵巢功能试验。

22. 全身体格检查及妇科盆腔检查有哪些项目？

这是每个初诊患者常规须做的检查，不能省略。全身体格检查包括：身高、体重、第二性征如乳房发育、体毛分布（尤其是乳晕周围、下腹中线、腋毛、阴毛）。还包括一些相关的体征如乳房有无触发泌乳，有无躯干或肢体畸形，腋窝及外阴有无色素沉着等。

妇科检查：除处女经肛门检查外，皆经阴道检查。正常月经期暂时不查，但如在异常阴道出血期由医生决定可在绝对无菌条件下检查。医生用特制的阴道窥具缓慢插入阴道内，观察阴道黏膜色泽、分泌物量及性状，必要时取分泌物在显微镜下检查有无滴虫、真菌等感染；观察阴道脱落细胞的形态以帮助了解体内雌激素的生物效应（详见第 23 问）。同时暴露子宫颈观察有无炎症、肿物，宫颈黏液性状（详见第 24 问）。必要时做宫颈刮片细胞学检查，了解有无异常细胞。随后医生一手戴消毒手套，以示指、中指插入阴道内，另一手在下腹部按压，两手相对应（双合诊检查），可摸及子宫体及其左右两侧，了解有无肿块、子宫大小、质地及活动度等，以判断盆腔内生殖器官是否正常。有时还须同时将示指插入阴道内，中指插入肛门，与另一手在下腹部对应，行三合诊检查，了解子宫后壁及后方有无异常。

做妇科检查时患者可能会感到紧张或轻微不适，希望患者配合全身及腹肌放松，坚持约数分钟即可完成。妇科检查不会对患者造成任何伤害。

对处女做肛门检查时医生也是一手戴消毒手套，以示指插入肛门内，另一手在下腹部按压，两手相对应，了解子宫及两侧附件的情况。有时需用细而长的消毒棉签试探阴道的长度或分泌物的情况，只要患者配合良好不会损伤患者的处女膜，因为棉签的直径远较处女膜开口小。

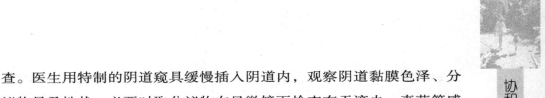

23. 什么是阴道脱落细胞涂片检查？

妇女的阴道黏膜是由复层鳞状上皮覆盖的。表层细胞较大，呈鳞片状，中层细胞呈舟状，底层细胞较小，呈立方形或圆形。

雌激素刺激阴道黏膜上皮增生变厚，表层细胞角化，细胞内糖原含量增加，糖原分泌至细胞外后，经寄生在阴道内乳杆菌分解而形成乳酸，因此阴道内 pH 为 4.5，这种酸性环境有利于抑制细菌繁殖。孕激素使表层及中层细胞脱落后堆集，边缘折卷。

利用上述原理，医生用消毒棉签蘸取阴道上段分泌物，涂在玻片上，酒精固定及染色后，由专人在显微镜下计数并计算表层、中层、底层细胞所占的百分率（成熟指数），便可反映体内雌激素水平，间接估计卵泡的发育程度。表层角化细胞愈多，则雌激素水平愈高。反之，若雌激素水平低落时，底层细胞增多。

阴道脱落细胞的形态受性生活、阴道上药及灌洗、阴道炎症、子宫出血等情况的影响，因此检查前晚有上述情况时应向医生说明，以便改日检查，而获得较准确的结果。阴道脱落细胞检查一般不能反映排卵功能。

24. 什么是宫颈黏液评分？

妇女的子宫是一个倒置梨形的空腔器官，上部较宽处称为子宫体，下部较窄处呈圆柱状称为宫颈。宫颈内腔上与宫腔相连，下则开口于阴道上端，称为宫颈管。其黏膜层的腺体在雌激素刺激下能分泌蛋清状黏液。排卵前雌激素水平达高峰时，黏液量最多，甚至涌出宫颈口，内含大量水分、糖蛋白及无机盐，黏液外观清澈透亮，此时宫颈口略微张开，有人形容此时宫颈外观如瞳孔状。若用血管钳夹取黏液后再张开，黏液可被拉成10cm长的丝状物。若将黏液涂在玻片上烤干，在显微镜下观察可见到大的羊齿状结晶。宫颈黏液的这些改变皆有利于性交后上游精子的穿过。排卵后，孕激素水平升高，宫颈黏液变少且混浊，黏稠如塞子状，拉丝易断，可减少外界细菌的侵入，此时若将黏液涂在玻片上烤干后在显微镜下观察，则可见到许多椭圆状小体，呈轴排列。

医学上根据宫颈黏液的量、拉丝长度、涂片结晶形态及宫口张开程度，制订了一个四级评分方法，量化上述指标。评分愈高，反映体内雌激素水平愈高，卵泡发育愈成熟。但宫颈黏液检查在反映有无排卵方面准确性较差。

宫颈黏液检查亦是简便、易行、无创的方法，当时即可得到结果，但必须由医生操作。有宫颈糜烂及炎症时，或经过宫颈电烙、激光治疗后亦会影响准确性。

由于血激素测定和盆腔超声检查技术的进步和普及，现今以上2项检查在大医院已少用，但在基层单位仍不失为卵泡发育的生物学检测手段。

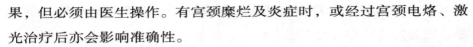

25. 血 6 项生殖激素浓度测定的意义及注意事项有哪些？

卵巢周期中卵巢及垂体分泌的雌二醇、孕酮、LH、FSH 皆进入血循环。其浓度有规律地周期性波动。根据月经周期天数及基础体温（BBT）记录，选择适当时机，从前臂静脉取血，测定上述激素的浓度，便能推断卵泡发育程度及有无排卵。这些测定精确地提供了患者血内激素浓度，较前面所介绍的阴道脱落细胞、宫颈黏液评分等检查准确得多，因此在诊治各类月经病时已成为不可缺少的手段。

近半个世纪以来，血激素浓度测定技术经历了快速的发展与革新，推动了生殖内分泌学的发展。从繁复耗时的生物法和化学法改变为放射免疫分析法，进而利用更特异的单克隆抗体创立了酶免疫和发光免疫分析法，摆脱了放射物质的污染危险。又随着计算机和自动化技术的迅速发展，加强了测定系统的稳定性，完全实现了免疫测定的自动化，从而缩短了出结果的时间。现在患者在抽血后第 2 天就能拿到化验报告。

需要提请患者注意的是：

（1）抽血的日期由医生确定后不要自行更改。因为月经周期中这些激素的浓度每日都在变化。同一数值在不同的月经周期日意义不同。例如不育患者为了解卵巢内卵细胞的储备，应选择月经周期第 2 ~4 天抽血；为了解患者卵泡发育的程度应在周期第 12 ~14 天抽血；了解有无排卵及黄体功能，则应选择下次月经前 5~9 天抽血。

（2）抽血前 1 个月内应禁服一切激素药及含激素的中药、保健品。因为这些药物会掩盖原来疾病的激素相，所测得的结果只是一种伪象，这样就会导致诊断的错误。

（3）抽血前晚 8 点后应禁食。进食后血中脂质等成分会升高，将影响实验室的操作。抽血当天早晨赶到医院排队等候时最好安静休息 30 分钟，因为紧张急躁可能引起血内某些激素水平升高，造成假象。

（4）血液激素测定价格较贵，且静脉穿刺有一定痛苦，故应在必要时进行。

（5）结果的解读必须由经治医师结合抽血的周期日，临床症状及其他检查的发现，进行综合分析后才能判断其意义。只凭一次化验结果定论往往会犯错误。此外现今采用测定激素的方法一般都是测定激素的免疫活性，而非生物活性。例如泌乳素分子在体内可聚集形成大分子、大大分子泌乳素而失去生物活性，但其免疫活性仍然可被测出居于高值。

26. 盆腔 B 型超声检查怎样了解卵泡发育状态及排卵？

盆腔 B 型超声检查是将超声诊断仪的探头置于下腹部或阴道内，借耦合剂使探头与组织表面密切接触，利用其润滑性，移动探头，对妇女的内生殖器进行观察的检查方法。

探头内有特殊的晶体物质，加上交变电流时，能发射高频的超声波。当发射至人体不同器官及组织中时，由于其密度不同，超声波传播速度、组织产生的声阻抗也不同。两种不同组织的声阻抗差达一定程度时，通过的超声波即在其界面上产生反射，而呈现光点大小、灰度、亮暗不同的图像。医用超声检查即利用上述原理，观察各种组织和脏器所呈现的众多界面的剖面图，来诊断疾病的部位及大小，推断疾病的性质。

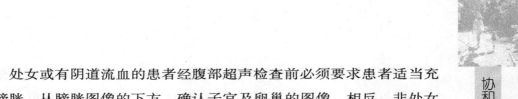

处女或有阴道流血的患者经腹部超声检查前必须要求患者适当充盈膀胱，从膀胱图像的下方，确认子宫及卵巢的图像。相反，非处女无阴道流血的患者皆经阴道超声检查，之前必须让患者排空膀胱。由于阴道内探头距离子宫及卵巢较腹部探头近（尤其是肥胖患者腹壁往往很厚），因此呈像较清晰易认。

在超声下可精确测量子宫体三维径线长度、内膜厚度、宫颈直径、卵巢大小、卵泡个数及直径。妇科内分泌医生不仅要求明确盆腔是否存在肿块或其他结构异常，更重要的是了解卵巢的功能状况。因此内膜厚度及其回声特点、卵巢的三维径线、卵泡个数及直径十分重要。在排卵前连续观察几天，可见卵巢内的优势卵泡逐渐增大，直径达18mm左右即可认为已达成熟阶段。成熟卵泡突然消失或缩小，盆腔积存少量液体，即提示卵泡已破及卵子已排入腹腔，由此可精确断定排卵时机。但是临床上对不育患者仅仅了解那天排卵是不完全的，很重要的是要同时了解黄体功能是否健全，因为这代表受精卵着床的条件。因此卵泡破后应该择时安排抽血检查孕酮浓度，同时测定基础体温，以了解黄体功能是否健全。这样有助于分析患者不育的原因。

盆腔超声检查需具备高分辨率的超声诊断仪，操作的医生亦要接受相当的训练，故费用较高，但无创伤及痛苦，当时即能有结果，因此在国内外已普遍采用。

27. 什么是基础体温测定？

基础体温指睡眠6~8小时后醒来，未做任何活动（包括起床、谈话、大小便、吸烟、进食等）前，立即以舌下口表测量所得的体温（简称BBT）。

正常育龄妇女在月经期后的BBT都在36.5℃以下，排卵日可能更低或不低。排卵后，由于黄体分泌的孕激素作用于脑内体温调节中枢，BBT可升高0.3~0.5℃，直至下次月经来潮时由于孕激素水平降低，BBT 又复下降。因此每日连续测定后，将所得体温值画在坐标纸上，即得到一个体温曲线图。正常育龄妇女 BBT 在排卵前低，排卵后高，所以称为双相型（图 a）。如果所得 BBT 曲线只有微小的波动，即呈单相型（图 b），即提示该患者缺乏孕激素影响及黄体功能，无排卵现象。

BBT 测定看似原始、繁琐，但以其方法简便易行、无创伤、代价低、可由患者自己长期坚持进行等优点，至今仍然是医生了解患者有无排卵的最经济的方法。不仅如此，BBT 曲线还能指导选择性交日期，以帮助妊娠；基础体温对照异常子宫出血患者的出血时间可分析出血的原因及监测治疗效果。根据 BBT 曲线高温期的长度，还能诊断早早孕（图 c）。

由于体温的高低受感冒、饮酒、迟睡、失眠等许多情况的影响，因此应在记录表的备注项内写明。如有阴道出血、性生活、下腹隐痛、白带突增或服药、检查等情况时亦应注明，以备参考。

作好 BBT 测定的关键是养成习惯，每晚临睡前将体温表的水银柱挥低，放在床边桌上，次晨一醒来即将体温表置于舌下，闭紧口唇 5 分钟后即可读数。测量时应注意勿以牙齿咬住口表，避免在睡意矇眬中将口表咬碎。

28. 尿液化验能用于了解卵巢功能吗？

20 世纪 50~60 年代放射免疫测定尚未问世前，尿液内激素生化测定被普遍采用。当时需将一昼夜中排出的全部尿液都盛在一个大瓶内，送实验室。测定的步骤及时间也远较现在复杂、冗长得多，但灵敏度却不如放射免疫法。正因为如此，这些生化法现已废用。

现有一种简便的试条定性方法，其目的是通过检出尿液 LH 峰日来确定排卵时机，与市场上供应的早早孕试条法是同一原理。制作试条时已预先加入了抗 LH 抗体及染料，当试条插入尿液中 5 分钟后，

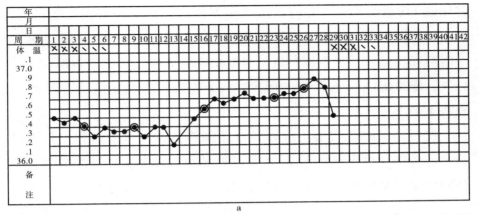

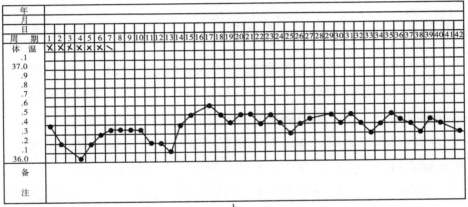

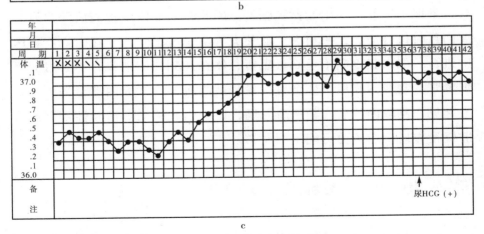

基础体温不同类型图像

a. 双相型   b. 单相型   c. 早早孕

若尿液 LH 浓度>30IU/L 时，试条中下段就会出现两条粉红色色带。两条同样浓度或下带深于上带即为阳性，表明血 LH 峰已出现，约 12 小时后即将排卵，可掌握时机及时性交争取妊娠。若试条只出现一条色带，或虽出现两条色带，但下带浅于上带，则表示阴性，24 小时内将不会出现排卵。

按照提供的说明书，由患者自己操作辨认结果。根据以往 BBT 记录，在估计排卵日的前 3~4 天起开始留晨尿测定，连续数日直到得到阳性结果时止。对于不育患者是一种简便的助孕方法。

29. 什么是子宫内膜活体检查？

子宫内膜活体检查有 3 种方法：①取内膜：医生用一个吸管或取内膜器伸入子宫腔内刮取 2 小条内膜送病理科化验；②诊断性刮宫：在局部麻醉下，医生用小刮匙伸入子宫腔进行较全面的搔刮，获得大部分的内膜组织送检；③宫腔镜直视下选择最可疑处刮取内膜送检。此法较盲目刮取更有针对性，不易遗漏病灶（详见第 71 问）。

子宫内膜活体检查是小手术，皆在无菌条件下操作。有一定的痛苦，掌握不当亦可能引起盆腔感染。因此必须经医生检查后认为有必要而且时机合适，无阴道炎、盆腔炎等禁忌情况时，才能由妇产科医师进行。取内膜疼痛不重而且短暂，休息片刻即能消失，不必过分恐惧紧张。刮取内膜后可能会有少量阴道流血，1~2 天内即会消失。小心起见，刮取内膜后应禁房事一周，以免引起感染。诊断性刮宫或宫腔镜检查后阴道流血可能 1 周左右。

30. 什么是卵巢功能试验？

卵巢功能试验是通过给闭经患者适量的孕激素或雌激素后，观察有无子宫出血，以判断体内的雌激素水平及子宫内膜的反应性。

首先是"孕激素试验"，具体方法是给患者肌内注射或口服黄体酮3天，停药2周内，若有月经来潮为"阳性"，表明患者体内雌激素水平不低，使子宫内膜有足够的雌激素准备，卵泡有相当程度的发育，为Ⅰ度闭经。无月经来潮为"阴性"。表明患者雌激素水平低落，卵泡发育差或子宫内膜异常或反应差，为Ⅱ度闭经。规定停药须观察2周的理由是：在某些闭经患者中孕激素可能成功地诱导排卵，随后经历2周的黄体期后才有子宫出血，因此仍然是阳性结果。

对于孕激素试验阴性的患者应做"雌、孕激素试验"，即让患者口服戊酸雌二醇，每日2~4mg，共20天，随后用黄体酮3~7天，患者停药后2周内，若有月经来潮为"阳性"，无月经来潮为"阴性"。雌、孕激素试验阴性的患者，由于已从药物中补充足量的卵巢激素，停药后仍无撤退出血，提示子宫内膜异常或无反应。

值得注意的是，患者必需按时按量服药，如果因为有些恶心反应或其他原因，自动停服或少服，那么不是真正的阴性反应。患者应了解这些功能试验的重要诊断价值，认真配合医生完成试验。

31. 检查下丘脑垂体状况的方法有哪些？

第25问中检查血LH及FSH浓度便是对垂体分泌促性腺激素功能的测试。

由于下丘脑分泌的促性腺激素释放激素（GnRH）极不稳定，经2~4分钟即降解失活，而且经过垂体门脉系统到全身血循环已大大稀释，因此临床上不能测定外周血GnRH浓度。但是许多研究显示垂体门脉血GnRH分泌的频率与外周血LH脉冲频率是完全同步的，因此可以测定外周血LH的脉冲节律反映下丘脑GnRH分泌的功能。但在临床上一般不可能频繁取血。在解读血LH、FSH结果时要考虑到临床抽样的局限性。

垂体下丘脑区可能发生多种病变，引起分泌激素的异常，临床上常用影像学方法了解该区域的形态改变，以协助诊断病变的性质及部位。常用的方法有：

（1）蝶鞍侧位及断层 X 线检查：主要通过显示不同层面蝶鞍骨结构的改变，推测周围软组织的病变。因为正常垂体与蝶鞍床之间有相当的空隙，故若出现骨结构的改变时，软组织病变的体积必然已较大，因此现已少用。

（2）X 线计算机体层扫描（CT）：利用 X 线穿射人体不同组织后衰减特性不同，经探测器及电子计算机处理后成像，供医生分析诊断。为了增加组织之间的对比度，通常需注射造影剂增强，因此有药物过敏史的患者难以采用。因接触放射量较大，妊娠期不做。

（3）磁共振成像（MRI）：是利用不同组织内氢质子密度不同，在磁场中产生共振信号的不同，经放大成像后供医生分析诊断。不存在离子辐射，造影剂的副作用也远低于 CT 造影剂。MRI 对脑内病变的诊断最为满意，其禁忌证主要为心脏起搏器，关键部位的金属植入物。对这些患者只能选择 CT 作为替代检查方法。

CT 与 MRI 皆可直接观察垂体的形态，能发现直径小于 1cm 的下丘脑或垂体微腺瘤。对明确某些月经病的病因有很大的意义，MRI 检查针对嗅球嗅径和海马还有助于诊断 Kallmann 综合征和老年性失智症。缺点是目前价格相对较贵。

32. 什么是促性腺激素释放激素（GnRH）刺激试验或垂体兴奋试验？

这是一种测试垂体对下丘脑 GnRH 反应敏感性的试验，是垂体的功能试验。具体做法是：在预约日清晨禁食，上午 8 时到医院。先行前臂静脉穿刺取血一次，再注入 GnRH 100μg，然后接上含抗凝剂的灭菌生理盐水空针，以保持穿刺针通畅。注药后 15、30、45、60、120 分钟各抽血一次，试验即结束。此 6 次血标本送化验室查 LH 与

FSH 浓度。育龄妇女注入 GnRH 后，LH 浓度较注射前上升 2 倍以上，FSH 浓度较注射前上升 1.5 倍以上，而且 LH 峰值高于 FSH 峰值（LH 优势型）即为正常反应。青春发育前则 LH 峰值低于 FSH 峰值（FSH 优势型）。若注药后 LH 与 FSH 浓度未见上升，则为无反应。

由于注射 GnRH 后 30 分钟 LH、FSH 峰值即可出现，为了减少抽血的次数，临床上有时采用简化的程序，即注药后 30 或 60 分钟抽血 1 次即结束试验，同样解决了临床的问题。

33. 为什么女性婴幼儿及儿童期卵巢功能处于抑制状态？

婴幼儿及儿童期体格生长发育很快，但卵巢和生殖器官则保持幼稚状态。为什么此时下丘脑 GnRH 及垂体 LH 的脉冲分泌、卵巢雌二醇分泌都处于抑制的状态？

原来人类胎龄 20~23 周时脑下垂体已能接受下丘脑 GnRH 脉冲分泌的刺激，合成和分泌 LH 和 FSH。但此时胎盘分泌大量的雌激素和孕酮，对下丘脑垂体有负反馈调节，使其处于抑制状态。出生后，胎盘激素影响的消失，下丘脑 GnRH 和垂体 LH、FSH 分泌不规则地升高，到出生后 1~2 岁时又下降，维持在低谷，直到 8 岁左右青春发育启动后又开始升高，形成一个 U 形曲线。研究显示即便先天性卵巢不发育的女性儿童中垂体 LH 的水平也存在这样的 U 形图像。因此认为儿童期对卵巢功能的抑制影响主要来自脑内高级中枢合成分泌的神经递质对下丘脑 GnRH 脉冲分泌的抑制。其详细机制尚未完全清楚。未成熟猴子研究显示如给其按生理脉冲节律注射 GnRH，可诱导青春发育提前。先天性 GnRH 脉冲分泌缺乏的原发闭经患者也可用脉冲注射 GnRH，可诱导青春发育、月经来潮及生育。

34. 女性婴幼儿及儿童期生殖道流血是什么原因?

女性婴幼儿及儿童期生殖道流血肯定是不正常情况。其原因多样。

约 3/4 可能由于外阴阴道炎症(穿开裆裤或外阴清洗差)、阴道内异物引起,流血往往少量、无规律,若伴有感染而有脓性分泌物;外阴局部潮红或肿胀,肛查可感觉阴道异物存在。此类情况应予局部多次清洗、清除异物、自阴道口多次滴入氯霉素或其他消炎眼药水,促使炎症消退,并预防复发。偶尔外阴炎症可导致小阴唇粘连,可用棉签蘸消毒润滑剂(如石蜡油)轻轻逐渐分离粘连,然后勤于清洗、涂抹溃疡油或普鲁雌烯软膏(见第 180 问)待创面逐渐愈合。若为创伤(性侵犯)引起,则流血可多,应酌情做必要的清创缝合。

其次的病因为女性同性性早熟症,详见第 40、41 问。

极为罕见的有卵巢、阴道或宫颈的肿瘤。小于 15 岁女童卵巢肿瘤患病率为 0.2%。主要是生殖细胞瘤、性索间质瘤。阴道宫颈恶性肿瘤患病率为 10 万分之 1 左右。主要是卵黄囊瘤和胚胎性横纹肌肉瘤。此类患者皆可发现肿块,血胎甲球蛋白、人绒毛促性腺激素水平升高。应请妇科肿瘤医生诊治。

35. 什么是青春发育期? 什么时候出现?

青春发育期指生理上从儿童期向成年期过渡的发育阶段,也是胎儿期内外生殖器官的形成经过一个静止时期(即儿童期)后,继续向成熟期推进的过程。

婴儿出生后至 8~9 岁前,虽然内外生殖器有男女之别,但因男女性腺功能皆处于被抑制的状态,体内性激素浓度也十分低落,虽然身高、体重增长很快，但无性别差异。

平均在 11 岁以后（范围为 9～12 岁），女孩的第二性征逐渐发育，主要表现在双侧乳房开始隆起，乳头逐渐增大，色素逐渐加深；外阴及腋窝部开始出现阴毛及腋毛，女孩第二性征从开始出现至发育完成，大约需 4 年时间（范围 1.5～6 年）。同时，双侧大小阴唇皮肤的色素逐渐加深，并逐渐增大，开始出现白色分泌物。内生殖器亦同时发育，如阴道增长变宽，黏膜增厚而富有皱襞，输卵管增粗，子宫增大等。平均在 13 岁左右（10～16 岁）月经首次来潮，被称为初潮。再隔 2～5 年便先后出现排卵现象，此后具备了生育能力。

青春发育的另一个重要方面是体格的变化：

（1）生长的第二高峰：从约 9 岁半起，女孩的身高增长突然加速，高峰时每年长 6～8 厘米，然后再逐渐减慢，直至骨骺闭合不再长高，至 18 岁左右，身高可增加 25cm 左右。

（2）体内钙盐不断累积在骨骼内，骨骺闭合、骨骼成熟。

（3）体重、体脂增加；体内皮下脂肪沉积增多，髋、臀部尤其明显，同时骨盆、髋部亦增宽，形成女性曲线柔和的体态。这一系列体格形态的变化，标志一个女孩逐渐成为一个少女。

青春发育的开始时间及进展速度因种族、遗传、心理、健康状况、营养、环境（气候、海拔高度、社会经济）、卫生习惯、营养等的差异而不同。一般来说，女孩青春发育时间大致起于 9～12 岁，较男孩早 1～2 年，止于 18～20 岁。近年来许多国家女孩的月经初潮年龄有提早的趋势，这与经济发展、生活水平的逐年提高有关。重度消瘦或肥胖、营养不良或剧烈运动过度的女孩往往月经初潮延迟，相反，中度肥胖的女孩月经初潮的年龄往往提早。

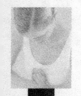

36. 正常青春发育是怎样引起的？青春发育期体内激素有什么变化？

为什么儿童到了 8~9 岁后便出现青春发育的一系列变化？是什么引起了青春发育？

现在已阐明下丘脑 GnRH 神经元脉冲发生器是激活卵巢轴的领航灯。由遗传因素决定，人类到了 8~9 岁，高级神经中枢对下丘脑的抑制影响逐渐解除。先在夜间睡眠时解除，后来在日间也解除，下丘脑 GnRH 脉冲分泌逐渐活跃起来，从而通过刺激垂体 FSH 与 LH 的合成分泌，激活了卵泡的发育。由于发育中的卵泡分泌愈来愈多的雌激素，通过血循环分布到乳房、生殖器官及全身，引起了第二性征发育及子宫内膜的增殖，又由于卵巢内发育的卵泡退化闭锁，引起血内雌激素水平波动，子宫内膜失去激素支持，塌陷脱落而引起出血，临床上表现为月经初潮。

月经来潮并不等于卵巢已有排卵功能。这是因为，排卵需要卵巢与垂体、下丘脑之间更为复杂精细的机制，即正反馈机制的调控。据调查，月经初潮 1 年内，80% 的月经是不排卵的，初潮后 2~4 年内，30%~55% 是不排卵的。初潮后 5 年，还有不到 20% 尚未排卵。因此初潮后数年内卵巢中有卵泡发育及雌激素分泌，无黄体形成及孕激素影响。由于雌激素水平的波动而引起的子宫内膜剥脱出血，常常表现为不规律的月经。

2003 年后的研究证明：一种抑制细胞运动的蛋白质 Kiss-1 是很强的促 GnRH 分泌物质。分泌 Kiss-1 的神经元也位于下丘脑弓状核，与 GnRH 神经元联系紧密，Kiss-1 及其受体 GPR54 系统是青春发育的重要调节物。反复给予外源性 Kiss-1 可使幼年雌猴青春发育提前。

青春发育启动还与体格发育、能量平衡相关。营养不良消瘦可出现青春发育延迟，长期营养过剩可促成青春发育提前。这是因为脂肪分泌一些脂肪因子，如瘦素等，促进下丘脑 GnRH 脉冲式分泌的激活。

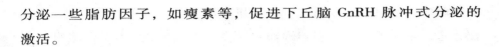

37. 正常儿童及青春期卵巢超声形态有哪些变化？

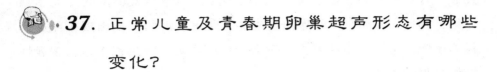

1975 年 Peter 等确认卵巢的生长发育分为 3 个阶段：①沉寂的卵巢：含有小的休息状态的卵泡，偶有窦前卵泡；②早期生长的卵巢：含有小卵泡、窦前卵泡，偶有直径<0.5mm 的窦状卵泡；③活跃生长中的卵巢：含许多健康或退化的窦卵泡，即所谓"微囊"结构。青春期卵巢逐渐增大即由于窦卵泡数目与体积及卵泡闭锁后卵巢基质的增加所致。

应用超声诊断技术研究了女性儿童和青少年卵巢中卵泡形态的动态变化。结果揭示：女婴出生后 3～4 个月内超声检查常见到卵巢有窦卵泡（微囊结构）。以后卵巢逐渐处于沉寂期，8 岁前仅 2%～3%的女孩行超声检查可见到卵巢微囊结构。约在 9 岁时直径<0.9cm 的卵泡开始增多。此时若出现大的卵泡可能与性早熟有关。11 岁后出现>0.9cm 的卵泡，临近月经初潮前更为普遍，形成所谓"多卵泡卵巢"。正常结局应是优势卵泡（直径>1.3cm）的出现及发育中卵泡数减少。

Porcu E（2004）按照超声检查时卵巢发育中卵泡的数目，将卵巢分为：①均质性卵巢：卵巢体积正常或较小，直径 0.3～0.5cm"微囊"结构<4 个；②多卵泡卵巢：卵巢体积正常或增大，直径 0.5～1cm 的"微囊"结构>5 个，分散在卵巢基质中；③多囊卵巢：卵巢体积正常或增大，直径 0.3～0.8cm 的"微囊"结构>10 个，沿卵巢周边分布或位于卵巢的内部；④多卵泡卵巢或多囊卵巢，伴有优势卵泡：上述两种情况同时具有 1～2 个囊状结构，直径>1.3cm。

青春期卵巢的发育过程具有上述不同的超声形态变化，最终形成正常的成人卵巢。完成这个转变的关键是排卵功能的建立。随着排卵次数越多，卵巢卵泡数目减少。如果卵巢持续无排卵，尤其是LH分泌亢进，基质增加，使多卵泡卵巢转变为多囊卵巢。1个前瞻纵向研究显示月经初潮后，由于排卵功能未建立，30%少女卵巢转变为多囊卵巢；相反，22%有多卵泡卵巢或多囊卵巢表现的女孩出现排卵后卵巢体积恢复正常。由此可见，正常青春期卵巢发育过程中，出现囊性结构是很常见的。

38. 青春期少女B超检查发现附件囊肿须立即手术吗？

由于超声诊断技术的广泛应用，易于观察到女性儿童和青少年卵巢的形态，使附件囊肿的发现率明显增加。又由于腹腔镜附件手术的普遍开展和相对便捷，往往立即行囊肿剔除术。但是也常见到这类囊肿自然消退的病例。究竟应该怎样认识呢？

青春期附件囊肿的病因有：卵巢非赘生性病变（滤泡囊肿、黄体囊肿、单纯性囊肿、子宫内膜异位囊肿）和赘生性肿瘤、输卵管及其周围的病变（卵巢冠囊肿、炎性肿块、异位妊娠囊）、子宫畸形、卵巢输卵管扭转。医生根据临床表现、超声形态、肿瘤标志物（CA125、AFP、HCG）、生殖激素、染色体核型分析、肾上腺功能检查等辅助检查进行鉴别。一时鉴别困难可短期随访。多数直径小于5cm、无症状的单纯性囊肿可随访1~3个月，有报道显示自然消退率为90%。

北京协和医院收集1983~2005年13~19岁因附件囊肿入院的患者85例进行回顾性分析结果：赘生性囊肿29例（36.2%），非赘生性囊肿51例（63.8%）。赘生性囊肿中除1例为交界性肿瘤外，皆为良性。以囊性畸胎瘤、浆液性囊腺瘤多见。肿物扭转为主要并发症。非赘生性囊肿中滤泡囊肿、黄体囊肿、单纯性囊肿、卵巢冠囊肿多见。黄体囊肿破裂出血为主要并发症。多发性滤泡囊肿或单纯性囊肿伴有月经或性征异常或生殖道畸形者应详细检查生殖激素、染色体核型等以发现全身潜在的内分泌疾病，如多囊卵巢综合征、不完全性17α-羟化酶缺乏症。

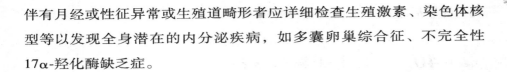

39. 青春发育期女孩的心理状态会有什么变化？

女孩自幼在父母的爱抚下长大，5~6岁前虽认识到有男孩女孩的区别，但女孩与男孩一起玩耍不觉得有什么顾虑，正所谓"青梅竹马，两小无猜"。这时男女性心理无差异。

从6~7岁到10岁左右，性别差异的心理增强，如果女孩和男孩一起玩耍，会产生一种害羞不安感。心理学家称为"性疏远期"。

10岁以后，女孩开始爱美爱打扮自己，并萌发朦胧的性意识，开始对两性差异及两性关系发生兴趣，对异性的鉴赏思慕之情亦开始潜滋暗长。所谓"情窦初开"便是形容这个时期。

15~16岁后，随着生理上第二性征的发育，心理上也进一步成熟起来。他们开始认为自己是大人了，他们要求自立，要求别人（包括父母）尊重自己，平等对待自己，要求有独立交友，独立思考问题及有自己活动的小天地。同时，亦希望能与异性朋友进行思想感情的交流，对异性产生爱慕之情，甚至渐渐有了恋爱及性的要求，但是他们的心理毕竟尚不成熟，情绪很不稳定，性格、气质、思想的可塑性很大，很易受社会风气、周围朋友、电影、电视、文学作品等传播工具的影响。

青春发育期是决定一生体质、性格、心理及智力水平的关键时期。这个时期的女孩体格及大脑发育迅速，是她们智力才能迅速成长的时期，是事业发展的起点和人生旅途中最重要及珍贵的阶段。因此，对她们进行树立远大理想及志向的教育，引导她们把主要精力放在充实自己的真才实学方面是十分必要的。在这阶段也应开展正面的性知识、性道德及法律的教育，帮助她们建立正确的世界观及道德观，为今后事业及生活奠定良好的基础。

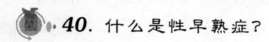

40. 什么是性早熟症？

根据英国青少年普查的结果：95%的女孩在 8 岁半至 13 岁时开始出现青春发育征象，因此，如果女孩在 8 岁前就出现女性第二性征发育，10 岁前即有月经初潮，说明女性青春发育提早。这种情况称为女性同性性早熟症。近年来由于经济快速发展和营养状况的改善，儿童体格和青春发育年龄出现提早的趋势。有些国家和地区将性早熟的界定年龄提前到 7.5 岁。我国大陆学术界仍维持原来的定义。

小小年纪出现了成年人才有的现象，会引起女孩自身的恐惧不安，小朋友们的惊奇及议论，家长的担忧。不仅如此，这些病孩往往在年幼时身高明显高于同龄同学们，但随同龄同学们相继长高了，她们又变为相对较矮的个子了。换言之，自从性发育提早出现后，身高猛增的起始时间及停止长高的时间亦同时提前，导致最终身高相对变矮。更严重的是这些病孩虽然生理上性发育提早，但性心理发育并不提早。这样就有可能受到社会上不良分子的性骚扰而造成不幸的后果。因此，对性早熟的病孩应进行特殊照顾，及时送至医院进行检查治疗，以解除孩子及家长的心理负担，改善最终身高，避免不幸后果的发生。

41. 性早熟症是怎样分类的？

性早熟症按病因可分为两类：

（1）真性或中枢性性早熟症：指真正是由于下丘脑 GnRH 脉冲分泌激活，卵巢发生了前面所述的周期性变化而出现的过早青春发育。这种情况下，女孩可有规则排卵及生育能力。

（2）假性或外周性性早熟症：指性早熟不是真正的过早青春发育

所引起，而是体内某部位出现了能分泌性激素的囊肿或肿瘤，或误服了含性激素的食品、药物、补品，或误用了含性激素的化妆护肤品等，从而出现性征发育或月经初潮提前，但不具备排卵及生育功能。假性性早熟症若过早出现男性的第二性征，如阴毛早现、喉结增大、声调低沉、阴蒂增大，这种情况称为女性异性性早熟症；若过早出现女性的第二性征如乳房发育，则称为女性同性性早熟症。

此外，2~4岁的女孩有时会出现单侧或双侧的乳房隆起，持续数月或数年，但并不出现其他性征及生长过速现象，这其实不算是性早熟症，只是正常青春发育的一种变异，医学上称为"单纯乳房早发育"，亦不需要治疗。有报道显示对46例乳房早发育患儿随诊3~5年，57%病情无改变，32%乳房发育消退，11%乳房发育有进展，但无青春发育的其他症状。但也有报道显示其中14%为真性性早熟症的早期。因此对每个病孩的病因都需要分别地加以调查研究及确定。

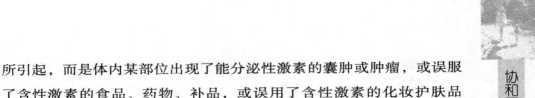 **42.** 什么情况可以引起女孩真性性早熟症？

真性性早熟症患儿中，女孩远较男孩多见。其中70%~95%按目前的检查手段，找不到明显的脑内病因，称为"特发性真性性早熟症"。少数患儿可发现有脑内肿瘤，或先天畸形，或过去有脑积水、脑炎、脑放射或外伤史，或身体其他部位有神经纤维瘤病等，称为"脑性性早熟"。女孩中特发性真性性早熟症发生率为脑性性早熟的2.7~9倍，但男孩中则前者仅为后者的1/2。这类脑内有器质性病的患儿常伴有头痛、抽搐、视力障碍等症状。医生常通过详细询问既往患病史，或通过神经系统检查、脑电图测定、脑部放射显像检查（如CT扫描、MRI等）便能区别是特发性性早熟症还是脑性性早熟症。

诊断女孩是否患真性性早熟症时，除了出现乳房发育、阴道规则流血外，医生需要测量患儿的身高及体重，仔细检查其全身及外阴部。还需抽血查血LH、FSH、雌二醇浓度，行简化GnRH刺激试验了解垂体卵巢功能激活的程度。若注药后 30~60 分钟 LH 峰值/FSH 峰值比值>0.6~1 是确诊真性性早熟症和假性性早熟症、乳房早发育鉴别的最可靠依据。此外，还需行经腹盆腔超声检查，了解卵巢和子宫的大小。一般认为儿童期卵巢体积应小于 2~3ml，子宫容积应小于 3.4~4ml。还需了解患儿骨骼成熟的程度，请患儿去放射科照一个手腕、肘部或膝部的骨年龄相，以此与实际年龄比较，了解患儿四肢长骨生长有无提前或后延，并估计今后长高的潜能。骨年龄超过实际年龄 2 岁以上则说明骨龄明显提前。须注意的是骨年龄的报告应由有经验的放射科医生判定。骨年龄提前只说明性激素增高已有一段时间，不能成为确诊真性性早熟的依据。

特发性真性性早熟症的临床进展速度存在较大的个体差异。进展迅速者对成年最终身高损害较大，必须给予治疗；进展缓慢者则影响甚小，可不干预。

此外，先天性肾上腺皮质增生症患者若在 4~8 岁后才用皮质激素治疗，则解除了雄激素对中枢的反馈抑制后，可引起 GnRH 及 Gn 分泌增加，引起真性性早熟（见第 45 问）。原发性甲状腺功能减退患者因过高的 TSH 对 FSH 受体的交叉作用，也可引起真性性早熟。

43. 什么情况可以引起女孩假性同性性早熟症？

假性同性性早熟症的原因有：

（1）卵巢或肾上腺内出现了能分泌雌激素的肿瘤或囊肿，从而引起女性性征及月经提早出现。因此，医生对每个性早熟症患儿都要进行肛门指检及盆腔、肾上腺区 B 超检查，以发现有无肿块存在。

（2）还有一些患儿可能由于无知或家长的粗心大意，在玩耍之际偶然发现了母亲的避孕药（内含雌激素），误认为是糖豆而服下，或为了强身，服用了成分不全清楚的中药、补品，或母亲哺乳期服了避孕药或含激素的补品，或误用了成人的洗发、化妆、护肤品，吸入了含雌激素的尘埃或食用了以含激素饲料喂养的家禽或家畜的肉类等，这些药品、食品、护肤品中的雌激素经过胃肠道、乳汁或皮肤到达患儿的血循环及全身，引起了性早熟表现，这种情况被称为"外源性性早熟症"。这些患儿的乳晕及外阴部色素往往明显加深。因此遇到这种情况时，家长必须协助医生思考及寻找接触外源性激素的可能途径，以便切断隔绝之。

（3）还有一种十分罕见的卵巢自主性分泌性激素的滤泡囊肿所致假性性早熟，伴有骨骼异常及皮肤咖啡斑的三联征，称为"McCune-Albright 综合征"。其病因是相关基因突变所致。

北京协和医院 2004 年报道 42 例女性同性性早熟症患者简化垂体兴奋试验检查结果：

真性性早熟症 14 例（占 1/3），其中下丘脑错构瘤 1 例，特发性性早熟 13 例。

假性性早熟 8 例：包括卵巢颗粒泡膜瘤 1 例及自主性有功能卵巢滤泡囊肿 2 例，McCune-Albright 综合征 2 例，外源性性早熟 3 例。

乳房早发育 12 例（占 28.6%），发病年龄平均 3.86 岁。血雌二醇水平 0.1～49pg/ml，简化 GnRH 试验呈 FSH 优势型 9 例，无反应型 3 例。未治疗。平均随诊 24.4 个月，症状无进展。

一过性性早熟 8 例（占 19%），乳房发育年龄平均 4.16 岁，伴有阴道流血，血雌二醇水平 0.1～29.5 pg/ml。简化 GnRH 试验呈 FSH 优势型 4 例，无反应型 4 例。未治疗。平均随诊 25.1 个月，症状无进展。

现选具体病例介绍如下：

【例1】曹某，1995 年 4 月 16 日出生，1999 年 2 月初诊。1 岁 5 个月乳房发育，每月阴道流血共 5 次。外院 B 超为右卵巢囊肿，3 岁 4 个月行右附件切除术，病理：卵巢两性母细胞瘤，化疗 4 个疗程，术后仍每月阴道流血共 6 次。末次出血时间 1999 年 2 月 3 日。我院复阅病理切片为卵巢多发性滤泡囊肿。查体：身高 116cm（高于同龄女童3个标准差），骨龄9岁，乳房明显发育，乳晕稍黑，无腋、阴毛，阴道涂片显示雌激素水平中度影响。简化垂体兴奋试验LH峰值/FSH峰值比为37/12.8。头部MRI显示灰结节9mm×10mm占位病变。4岁时开颅切除肿物，病理为错构瘤。术后随诊50个月（8岁6个月），性征消退，无阴道流血，阴道涂片显示雌激素水平中度低落。简化垂体兴奋试验LH峰值/FSH峰值比逆转为6.7/23.3。身高高于同龄女童1个标准差。

【例2】高某，1989年9月出生，1995年1月初诊。5岁4个月乳房发育伴阴道流血。身高位于正常女性儿童生长曲线的50%百分位，乳房Ⅱ级，骨年龄7岁，阴道涂片成熟指数0/58/42，盆腔超声检查：右卵巢2.4cm×2.0cm×2.1cm，左卵巢4.9cm×4.3cm×3.6cm，无回声区。简化GnRH试验LH峰值0.8IU/L，FSH峰值4.5IU/L，为FSH优势型。未治疗。随诊47个月，无阴道流血，阴道涂片成熟指数0/100/0，卵巢无回声区消失。最后诊断为一过性性早熟症。

综上所述，性早熟症的病因诊断需要经过全面详细的检查，有时还要观察一段时间，甚至试验治疗后，根据症状的发展趋势才能鉴别其真正的病因。

44. 怎样治疗同性性早熟症的患儿？

治疗应针对不同的病因。若肯定有卵巢或肾上腺肿瘤或囊肿，无疑应立即手术切除。术后应定期到医院随诊，观察症状是否迅速消退，血内雌激素水平是否下降。是否根治则根据肿瘤的良恶性质决定。若为脑内肿瘤，则需请神经外科医生决定是否手术。外源性性早熟症则只需找到接触雌激素的具体途径，避免再接触，等外源的雌激素逐渐被机体排出体外后，便会自然缓解。

对特发性真性性早熟症患儿，为了抑制性征发育及月经来潮，过去采用合成孕激素治疗，如口服安宫黄体酮、左炔诺孕酮等，但不能

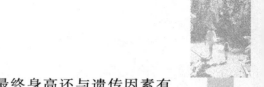

延迟骨骼成熟，不能改善最终身高（当然最终身高还与遗传因素有关，性早熟患儿最终身高不一定都矮）。而且剂量大可能损害肝功能，甚至因有雄激素活性而引起声音嘶哑等不良反应。

近20余年采用长效、高效的GnRH增效剂可有效地抑制过早活跃的GnRH脉冲分泌，从而抑制卵泡发育及雌激素的分泌，而且其突出的优点是还能抑制骨成熟提早，改善最终身高。

为什么GnRH能激活卵巢功能，而GnRH增效剂却有相反的药理作用呢？这是因为，天然的GnRH的半衰期只有4分钟，间歇性脉冲样刺激能使垂体LH、FSH分泌也呈间断的脉冲样。这种节律能有效地激活卵泡发育；相反，对天然GnRH的分子结构进行修饰后合成的GnRH增效剂，其半衰期可长达数小时，效能增加了数十至数百倍；若每天注射一次，最初还是起刺激作用的，约2周后垂体卵巢出现疲沓现象，失去了反应能力，故而起抑制作用。这种方法是目前最好的选择。由于制剂工艺复杂，价格较高。此类药的化学名有：曲普瑞林（商品名为达必佳，达菲林）、戈舍瑞林（诺雷德）、亮丙瑞林（抑那通）等。现已做成长效缓释或控释制剂，可每4周注射1次。

不是所有特发性真性性早熟症患儿都须应用GnRH增效剂。根据实践经验，只对生长潜能明显受损（骨年龄提前大于2年），并仍具有相当剩余生长潜能（骨年龄<11.5岁，骨骺未闭）的患儿适用该药。女童骨年龄>12.5岁或月经初潮后用药效果不显著，性早熟进展缓慢者不须用药。

GnRH增效剂须肌内注射，一般4~5周1次，用药期间须遵照医嘱定期检查，了解治疗效果，有无不良反应。疗程最好不短于2年，在骨年龄达到12~12.5岁时停药，停药后仍须定期随诊，观察身高，性征变化。多数患儿在停药1年左右重新启动青春发育进程，不影响月经初潮及生育，对体重和骨密度也未发现不良影响。

45. 什么情况会引起女孩的异性性早熟症？

女孩过早出现男性性征是少见的疾病。最常见的病因是先天性肾上腺皮质增生症。

肾上腺位于脊柱两旁腹膜后，肾脏的上方，左、右各一个，重量各约4g。肾上腺外层为皮质，亦含有多种酶，能合成、分泌调节糖、盐代谢的激素（即皮质醇、醛固酮）及雄激素。先天性肾上腺皮质增生症是一种遗传性疾病。由于先天缺乏一种合成皮质醇及醛固酮所必需的酶（称为"21-羟化酶"），造成皮质醇及醛固酮合成量不足，机体便代偿性地使肾上腺皮质增生，以弥补皮质醇、醛固酮的不足，但却同时引起雄激素生成过多。体内过多的雄激素使女孩向男性转化，出现女性异性性早熟症。有的患儿出生时即有外生殖器性别不明，也有的在出生后若干时间内逐渐出现男性征。

遇见这种情况应及时到医院内分泌科检查，化验血17α-羟孕酮后便可诊断。治疗愈早愈好，否则亦会影响患儿的心理状态及最终的身高及体态。主要治疗方法是，终身口服皮质醇制剂如泼尼松（强的松）或氢化可的松，以抑制过度的雄激素合成。其剂量和方法应在医生指导下确定，并需根据医生意见定期复查血17α-羟孕酮和睾酮，作为调整剂量的依据。若早期治疗恰当，男性性征会消退，到青春发育期会有正常的女性性征出现及月经来潮，身高亦不受影响，亦可能生育。要达到这样理想的效果，必须早期诊断早期治疗。患者必须与医生配合好，按时复查、按时服药。如果外生殖器发育异常还应择机做阴蒂切除手术。

【例】李某，20岁，未婚，出生时外生殖器为女性型。4岁出现阴蒂肥大，6岁起阴毛逐渐增多。当时个子在班上最高，12岁后生长减慢，逐渐成为最矮者。声音变粗，无月经来潮。父母为姨表结亲，胞妹也为相同患者。查体：身高1.42米，男性体态，喉结大，阴毛分布如男性，子宫小。经化验证明李某患有"先天性肾上腺皮质增生症，21-羟化酶缺乏症"。服泼尼松治疗，2个月后乳房发育，月经来潮。

其他能引起女孩异性性早熟的疾病是卵巢或肾上腺长了分泌雄激素的肿瘤，依靠盆腔及肾上腺B超检查便能发现。治疗的方法是手术切除肿瘤。

46. 什么是青春发育延迟及性幼稚？

女孩到了13岁尚未出现第二性征，或16岁尚无月经来潮，即需要到医院检查，以鉴别是由青春发育延迟，还是潜在的疾病引起的永久性的性幼稚。

有一种原因不明的青春发育延迟症，被称为"体质性青春发育延迟症"。其父母或姐妹可能青春发育亦迟。患儿身高偏矮，骨年龄小于实际年龄，但等到骨年龄达到12~13岁时便逐渐出现性成熟的体征，以后青春发育基本正常。因此对这种情况不必治疗，但需到医院复查几次，以观察诊断是否正确。

全身性疾病（如营养不良、过度消瘦、慢性胃肠道疾病、贫血、肾病、甲状腺功能减退、皮质醇增多症等）、剧烈运动过度（如芭蕾舞蹈演员、职业运动员等）也皆可引起青春发育延迟。前者需到内科治疗有关的全身性疾病，全身情况改善后仍可能有青春发育出现。后者可短期适当减少运动量或调整一下训练方案，仍可望有自然的青春发育。

永久性的性幼稚症可由下丘脑、垂体或卵巢的先天性疾病引起。鉴别这两类情况，要依靠抽血化验 LH、FSH 的浓度。下丘脑垂体疾病时，LH、FSH 合成、分泌常不足，血内 LH、FSH 浓度常低于正常育龄妇女早卵泡期值的低限（一般将切点定为 LH<2.5IU/L 或 FSH<3IU/L），从而不足以激活卵泡发育（E_2<50pg/ml），被称为"低促性

腺激素性卵巢功能减退"。卵巢的先天性疾病引起者，血 FSH 浓度虽高于正常水平（一般将切点定为 FSH>40IU/L），但卵巢不反应（$E_2<$ 50pg/ml），被称为"高促性腺激素性卵巢功能减退"。很明显，对前一类患者可给患者补充下丘脑垂体的生殖激素进行治疗，后一类患者则无法使卵巢内卵细胞再生。因此，鉴别诊断对治疗选择、预后估计都十分重要。

永久性性幼稚的患者不可能有自然的月经来潮。医学上规定，女孩到 16 岁时尚无月经初潮者为原发闭经。永久性性幼稚只是引起原发闭经的一种原因。

47. 哪些下丘脑垂体疾病可引起永久性性幼稚及原发闭经？

任何阻碍了下丘脑、垂体合成分泌或运送 GnRH、LH、FSH 的疾病，若在幼年时发病，皆可引起性幼稚及原发闭经。

脑内肿瘤（最常见的是颅咽管瘤及垂体无功能细胞瘤）、脑炎或脑外伤后，往往同时有头痛、视力障碍及其他内分泌腺功能减低的症状，如个子不长、多尿等。若脑内有肿瘤，则依靠 CT、MRI 便能发现。

【例1】王某，20 岁，未婚，10 岁后个子不长，性征不发育，无月经而就诊，有头痛，智力好。查体：身高 1.40 米，乳房稍发育，无腋毛、阴毛，无畸形。外阴幼稚型，子宫小，骨年龄正常。蝶鞍 X 像显示体积增大，有砂粒状钙化。诊断为颅咽管瘤。转神经外科手术。

先天性单一性 GnRH 缺乏症：为 1940 年 Kallmann 首先报道而被命名为"Kallmann 综合征"。这类患者的身材修长，而且四肢长度更为突出，被称为"类宦官体型"。除了性幼稚及原发闭经外，还伴有嗅觉的消失或减退。第 19 问中已介绍下丘脑的合成分泌 GnRH 的神经元不是起源于中枢神经系统内，而是胚胎期从发育为嗅觉器官的嗅基板移行而来的。1991 年 Franco 首先报道 1 例男性 Kallmann 综合征患者有 X 染色体短臂 21 区（即 KAL1 基因）缺失。其弟弟有相同的缺失。在胚胎 19 周时尸体检查发现 GnRH 神经元从嗅板分化，移行达筛板，未进入中枢神经系统。同时缺乏嗅上皮、嗅球和嗅束。KAL1 基因编码蛋白为"嗅因子"，它与细胞移行有关，"嗅因子"缺失引起 GnRH 的神经元与嗅神经元移行过程的异常，下丘脑先天性缺乏合成 GnRH 的神经元和嗅神经元。后来又发现 FGFR1 等基因突变也可引起 Kallmann 综合征表现，被称为"KAL2 基因"。

"嗅觉正常的低促性激素性性腺功能减退"：后来又发现一类患者嗅觉正常，其他表现与 Kallmann 综合征相同，被称为"嗅觉正常的低促性激素性原发闭经性幼稚"。起源于 GnRH 的神经元移行发育过程中 FGFR1 基因（KAL2 基因）突变。

这些先天性疾病不能根治，但可用雌激素和孕激素替代，诱导女性征发育和人工月经来潮，可以结婚。可用 GnRH 脉冲治疗或人绝经期促性腺激素（HMG）促生育，见下例：

【例2】李某，33 岁，已婚。从无月经来潮，性征不发育，不育 7 年。检查：子宫小，嗅觉差，身高 1.67 米，指距 1.72 米，蝶鞍 X 像及染色体皆正常，血 LH 1.64IU/L、FSH 0.3IU/L，E_2 14pg/ml，GnRH 兴奋试验反应正常。诊断为"Kallmann 综合征"，经 GnRH 5μg 每 90 分钟次，治疗 17 天后妊娠。剖宫产分娩，产后仍闭经。

此外，"特发性垂体生长激素缺乏症"常常有矮小及性幼稚。但这类患者在补充生长激素后可能有自然的青春发育。

48. 什么是特纳（Turner）综合证？有什么治疗方法？

有些患性幼稚、原发闭经的女孩出生时体重、身高就偏低，4～5

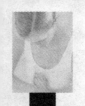

岁起就逐渐显出生长缓慢，9~10 岁后身高增长也不加速，到 17~18 岁仍矮于 1.50 米。同时，面部、躯干还可能有多种畸形，如面部多痣、上腭弓高、颈短呈蹼状、耳垂及后发际低，肘外翻、盾胸、乳间距宽、第 4 或第 5 掌骨或跖骨短及心血管、肾脏畸形等，还可合并自身免疫病、糖尿病、肝硬化等。一般智力尚可。1938 年，Turner 首先描述了这个疾病，故以他的名字命名这一疾病，称为 "Turner 综合征"，也可称为 "先天性卵巢发育不全症"。其患病率为（1~2）／1000。见下例：

【例】张某，24 岁，未婚。从小个矮，性征不发育，无月经来潮。检查：身高 1.37 米，乳房不发育，无腋毛及阴毛，腭弓高，后发际低，有颈蹼及肘外翻，第四趾骨短，子宫小。骨年龄小于实际年龄。阴道涂片显示雌激素水平低落，染色体为 45XO，诊断为 "Turner 综合征"。

遗传学家发现，23% 的患者的细胞核内只有 45 个染色体，缺少一个 X 染色体（正常女性应该有 46 个染色体，包括 2 个 X 染色体，即 46XX），故染色体为 45XO。正是由于缺少了一个 X 染色体所携带的生长基因，引起骨骼发育异常，患者的身材矮小。而且由于没有 2 个完整的 X 染色体，虽然研究证明这种胚胎在胎龄 3 个月时，卵巢内卵母细胞的数目是正常的，但是在出生时，多数患儿的卵巢内只含纤维组织，含卵细胞的卵泡只为正常女婴的 1%，其余皆为空卵泡或闭锁退化的卵泡。换言之，胎儿期卵巢内卵细胞就退化殆尽，成为条索状性腺。因此虽然下丘脑垂体功能正常，亦不可能有正常的青春发育。

Turner 综合征患者中约 77% 的染色体核型还可为正常染色体 46XX 与 45XO 的嵌合体，46XX 结构异常等。这样的个体上述症状较轻，有的还可有月经初潮，但经历较短时间后即闭经了。也须通过正规的染色体核型检查才能诊断。

Turner 综合征是由于卵母细胞或精母细胞在减数分裂时，染色体

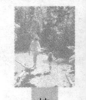

不分离或丢失引起的。其发生率占新生女婴的 0.2%，在原发闭经患者中约占 40%。这种先天性疾病无法根治。身材矮小及性幼稚、原发闭经（当然也无生育功能）成为这些患儿及其家长们的两大负担。

许多研究者也对此进行了许多探索。过去曾用同化激素促生长，因副作用而废用。小剂量雌激素有短暂促生长的作用，也可促使女性性征发育及诱发人工月经，但也有促进骨骺提早闭合的副作用。因此，一般主张在骨年龄达 13 岁以后再开始采用，也需医生指导及随诊，而且应周期性加用孕激素，以防止子宫内膜过度增生。近年来主张用基因重组的生长激素制剂促进长个子，5~6 岁即可采用，须长期应用，治疗效果肯定，尤以用药后第 1~2 年明显，身高可增加 5~10cm。无促进骨骺早闭的副作用。关于替勃龙（tibolone，即 livial）能否促进患儿生长，至今只是个别专家的设想，缺乏有对照的循证医学证据。

49. Turner 综合证患者能否生育？

上面已介绍让 Turner 综合征患儿服外源性雌、孕激素可有效地促使乳房及生殖器发育，诱导人工月经按时来潮。这些患儿成年后可与正常女性一样结婚过夫妻生活。尽管少数患者卵巢中可能幸存少数卵细胞，但一旦妊娠，流产、死产、畸形率都高，因此不主张对患者促排卵助孕。

1984 年后，在体外受精-胚胎移植成功的基础上，诞生了由志愿者赠送卵子给 Turner 综合征患者，与患者丈夫的精子在体外受精形成早期胚胎，同时给患者用雌、孕激素治疗，使其内膜在分泌期改变，然后再将胚胎移植至患者子宫腔内，使其着床，发育为正常胎儿。这种方法称为"赠卵助孕技术"。1992 年后北京医科大学附属第三医院及广州中山医科大学附属第一医院都先后报道了赠卵助孕获妊娠成功的事迹。这样给原来生育无望的 Turner 综合征患者带来了希望。当然这种助孕技术的难度很大，代价亦较高，而且我国法律规定：赠卵来源必须是做体外受精－胚胎移植成功受孕的妇女所多余，并愿意赠送他人的卵细胞，还必须经过半年的体外培养后测试肯定不携带各种病毒或其他有害物质，才能做"赠卵助孕"治疗。因此真正有条件进行赠卵助孕的患者还是极少数。对大多数希望有孩子的 Turner 综合征患者还是劝其抱养孩子较为可行。

50. 先天性卵巢或性腺发育不全是否还有其他类型？

除了 Turner 综合征外，还有其他类型的先天性卵巢发育不全症。

单纯性性腺发育不全症：患者染色体是 46XX，身材不矮，无体格畸形，但卵巢内无卵细胞，只有纤维组织，被称为"条索状性腺"，临床上也表现为性幼稚及原发闭经，这种情况被称为"单纯性性腺发育不全症"。因为胚胎期由某些不明原因影响了性腺的正常发育而引起。

单纯性性腺发育不全症也可见于染色体为 46XY 的个体。由于胚胎期原始性腺未能分化为睾丸，其中也只含纤维组织，也就不能分泌睾酮及副中肾管抑制物，因此内外生殖器皆呈女性型。患者出生后，按女性生活；直到青春期无女性性征及月经来潮，到医院检查血染色体，才发现原来是 XY 女性。这些患者服雌、孕激素后，同样能有乳房发育及月经来潮，身材亦很高，无体格畸形。

对于单纯性性腺发育不全患者，必须了解其染色体类型。因为 46XY 的患者，其发育不全的性腺位于腹腔内，发生肿瘤的可能性约达 25%。所以为预防肿瘤发生，应常规剖腹手术，切除双侧性腺。实际上，这样的性腺并无功能。早期手术，可以预防或早期诊断及治疗肿瘤。手术后仍按女性生活，补充雌、孕激素促使乳房生殖器发育，诱导人工月经来潮，并可结婚。若想生育，需借卵助孕。见下例：

【例】卢某，23 岁，未婚，性征不发育，从无月经来潮，但人工周期治疗有月经。检查：身高 1.64 米，指距 1.75 米，乳房稍发育，无腋毛及阴毛，无体格畸形，有阴道，子宫小，染色体为 46XY。诊断为"46XY 单纯性性腺发育不全症"。剖腹探查，发现左侧卵巢有 2cm×1cm 大小的性母细胞瘤，行双性腺切除。

从以上介绍可以看出，对性幼稚、原发闭经的女孩，应常规筛查外周血的染色体核型。

51. 原发闭经与性幼稚还有什么其他病因？

17α-羟化酶缺乏症：第 8 问、第 45 问中已介绍卵巢及肾上腺内含有多种酶，这些酶能将胆固醇转变为孕激素、雌激素及雄激素，其中有一种称为"17α-羟化酶"，是从孕激素转变为雌激素及雄激素过程中所必需的酶。如果人体缺乏这种酶，虽然染色体正常，机体也不能合成雌激素及雄激素，46XX 个体虽有女性内、外生殖器，但无月经来潮，第二性征不发育，为原发闭经与性幼稚。

46XY 个体若缺乏 17α-羟化酶，则不能生成睾酮、双氢睾酮与雌激素，外生殖器呈女性型，出生后按女性生活，青春发育期无男性或女性性征出现。中肾管系无睾酮作用而退化，副中肾管系因有副中肾管抑制物的抑制也退化，故这类患者盆腔内无子宫及输卵管。临床表现也为原发闭经与性幼稚。此也为染色体性别与内外生殖器官性别不一致的疾病。

这种患者还因孕酮、醛固酮生成过多，而有高血压及低血钾引起的乏力、软瘫，但皮质醇浓度低于正常，称为"17α-羟化酶缺乏症"。这是先天性疾病，难以根治。口服地塞米松可控制高血压，纠正低血钾，采用雌、孕激素替代治疗，46XX 个体可来月经，近年报道有 FSH 刺激有卵泡发育，但无受孕，能否借卵助孕尚无成功的报道。46XY 个体也需剖腹手术切除双侧性腺，以防瘤变。

52. 妇女异常生殖道出血的来源有哪些部位？

通常患者常因异常阴道流血来医院就诊。患者并不清楚出血部位在哪里？甚至有时与泌尿道出血、肛门直肠出血混淆。正常来自子宫腔的出血即月经。异常生殖道出血的来源包括外阴、阴道、宫颈、宫腔、输卵管。搞清出血部位对诊断十分重要。外阴出血见于创伤、炎症、肿瘤，部位浅表易见。阴道及宫颈出血见于炎症、创伤、畸形、肿瘤。在鉴别出血原因时都必须考虑在内。最复杂的是子宫腔的异常出血，为此 2011 年国际妇产科联盟（FIGO）的专家们对其医学术语和病因诊断制定了相关的共识，以供全世界医生分享。

53. 妇女异常子宫出血（月经紊乱）是怎样引起的？它的出血模式如何表述？

月经紊乱只是一种症状，许多妇科器质性疾病，如肿瘤、炎症、异常妊娠、息肉、创伤、子宫内膜异位症等，甚至内科疾病都可影响月经。精神紧张、体格过度疲劳、体重或环境改变、服用激素不当或放置避孕环后也可引起月经紊乱。

根据 2007 年国际妇产科联盟（FIGO）月经异常工作组将"异常子宫出血"定义为源自子宫腔的出血，因此来自外阴、阴道、宫颈、泌尿道、肛门的出血皆不包括在内。关于异常子宫出血的医学术语系统的建议将其出血模式分为：

（1）月经周期频度异常：月经周期短于 21 天为"月经频发"，月经周期在 36 天~6 个月之间为"月经稀发"，月经停闭 6 个月以上不来潮为"闭经"。16 岁尚无月经初潮为原发性闭经；月经自然来潮若干时间后又停闭 6 月以上为继发性闭经。

（2）月经周期规律性异常：近 1 年反复出现相邻月经周期长度变

异≥7天为"不规律"。

（3）经期长度异常：经期长于7天为"经期延长"，短于3天为"经期缩短"。

（4）经期出血量异常：虽然医学上有较准确的经期失血量测定方法，但临床上只能根据所用卫生巾的量估计。每个妇女根据自己的常用量可作出判断。如果经血顺腿流，有大血块，一次月经后外周血红蛋白水平低于正常（120g/L）者则应认为"月经量过多"。如果所用卫生巾很少甚至不需用垫为"月经量过少"。

FIGO建议表述异常子宫出血的其他医学术语还有：

（1）不规则子宫出血：即以上4个要素的组合：月经周期完全失去规律性，频度异常及经期可长达数月，或短至数天，经量可时多如崩，时少如粉色分泌物。

（2）经间出血：月经周期尚有规律可循，但间隔期有几天出血，一般量较少。可发生在卵泡期，围排卵期，或黄体期。出血时机可预计或不可预计。

（3）突破出血：指妇女服用雌、孕激素期间非预期出现的子宫出血。

FIGO建议废用"功能失调性子宫出血"及许多带有希腊或拉丁字根的英文术语，理由是不同国家及地区对这些术语的定义不一致，造成临床交流中误解和混乱。

还有一种异常月经是痛经：月经期出现下腹或腰骶部疼痛，程度可轻可重，偶可伴有恶心、呕吐、下坠等，影响工作与生活，甚至必须服用止痛药。

54. 月经异常患者到医院就诊前需做哪些准备工作？

月经病多数病程很长。虽不至于致命，但造成妇女的精神负担、生活不便、贫血、不生育，甚至隐匿重要疾病的危害，不可忽视。若不及时治疗，也许会引起严重的后果。因此有月经紊乱的患者应去医院看病。

患者到医院就诊前最好回忆一下，从什么时候起出现的月经紊乱？发病前有什么诱因（如精神刺激、体重改变、环境变化、疾病或手术等）？月经周期是提前抑或错后？经期是延长抑或缩短？经量是减少抑或增多？月经间隔期是否有出血？经期有无下腹部疼痛及其程度如何？发病以来用过什么治疗？做过什么检查？最好将既往检查和治疗的资料一并带上，供医生参阅。如果已服过一些药物，那么必须将药名、剂量、服药的起止时间告诉医生。因为有些激素类药服用不当会引起月经紊乱。医生更重视的应是未治疗前的自然月经状况，才能反映疾病的本来面貌。

如果能在一张月历卡上做一些记录，哪天出血？哪天血止？哪天服药？那么医生可一目了然，避免记忆错误，而且可提高诊病的效率。尤其是最近2次月经来潮的日期更应记清楚，以有助于医生思考分析。

此外，初诊患者一般都须做妇科检查，事先须排空膀胱，否则会将其误认为囊肿或增大的子宫。

55. 医生诊治月经病的一般步骤是怎样的？月经紊乱是怎样引起的？

有的患者看病时，希望医生能立即开出一些"调经药"带回家，还习惯地询问用药多久月经即转为正常？实际多数情况往往不这么简单。首先，一个有经验、负责任的医生必须搞清楚你患的是否为月经病，还是异常妊娠、肿瘤或炎症等疾病？是哪一种类型的月经紊乱，这就要求患者准确而详细地提供出血的病史。其次医生常需通过妇科检查、化验、B超检查、影像学检查等分析判断月经紊乱的病因，确

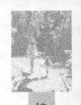

定病变的部位及性质。有时还需让患者做些特殊检查，如测基础体温、刮宫、宫腔镜、腹腔镜检查等。因为月经是以 1 个周期为单位，观察周期的全貌至少需 1 个月，甚至更长时间才较全面，才能找出问题所在，进而对症下药。往往第 1 次就诊是开一系列的化验检查，而不能说出是哪种疾病。并不是医生无能或不肯解释病情，而是医生不愿随便"忽悠"患者。诊断未明确前，如果没有紧急情况，往往开不出处方，这点希望患者理解。

还有的患者希望通过医生的治疗，自己的月经能很快完全变为正常，不需靠药物的调控。实际上许多时候情况也没有这么理想。这是因为对于许多月经病的发生原因，包括脑内及卵巢内的原因错综复杂，医生未必能完全搞清，因此缺乏根治的办法。目前医生治疗月经病的对策除了根据患者病变的部位及性质，还需考虑到患者的年龄、婚姻状况、有无生育要求等。一些促生育的药物往往只对本卵巢周期有效。有些月经病患者在完成生育任务后，仍需依靠药物调整月经。

有些月经病的治疗还应包括生活方式的调整，低糖、低脂饮食，减轻体重、规律生活，增加运动，减轻压力，调整心态，戒烟少酒等，这些需要患者自身的努力及配合。

56. 育龄期妇女异常子宫出血必须注意妊娠引起的并发症

【例 1】 王某，26 岁，已婚，不育 3 年。近 2 年月经 10～50 天来 1 次，每次 5～7 天，基础体温显示双相。末次月经 9 天前起至今未停，量少。前次月经 34 天前，持续 6 天。本月基础体温已上升 23 天，查尿 HCG 阳性，诊断为"先兆流产"。

【例 2】 杨某，38 岁，已婚，平时月经 50～60 天来 1 次，每次 7～8 天。近 1 个半月流血不停，时多时少。前次月经 3 个月前，偶有下腹痛。经检查及后穹隆穿刺疑为宫外孕，腹腔镜检查证实，行手术治疗。

以上 2 例皆有异常子宫出血，但为妊娠后胚胎发育不良或胚胎位于子宫外，引起蜕膜出血。患者常有月经过期的历史，检测血 HCG 有助于诊断。还有一种情况是流产或足月产后，尤其是葡萄胎后异常子宫出血，必须按医生嘱咐，随访血 HCG 直到医生认为可以停止随访。因为应除外滋养细胞肿瘤。

57. 哪些疾病可引起非妊娠育龄妇女异常子宫出血？

2011 年国际妇产科联盟（FIGO）提出了 9 种情况可引起非妊娠育龄妇女异常子宫出血：

（1）子宫腔或宫颈管息肉。

（2）子宫腺肌症。

（3）子宫平滑肌瘤。

（4）子宫恶性肿瘤和癌前病变。

（5）凝血止血障碍。

（6）排卵障碍及黄体功能不足。

（7）子宫内膜局部异常。

（8）医源性出血。

（9）原因未定。

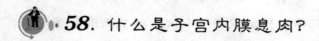

58. 什么是子宫内膜息肉？

子宫内膜局灶性生长过度而突入宫腔内，形成无蒂或有蒂的息肉，特征是其中心间质有厚壁血管。息肉体积大者可突出在宫颈管外。常引起经间期出血、月经过多或不规律、绝经后出血；可能影响生育。多见于 40 岁以上、肥胖的中老年妇女，20 岁以下少女罕见。

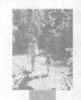

约10%直径小于1cm的息肉可无症状并自行退化。有报道显示育龄妇女异常子宫出血者中约39%为子宫内膜息肉所致。常常在盆腔超声检查时发现，须经宫腔镜检查指引下摘除后做病理检查确认。一般皆为良性，恶变率为0~12.9%。因此一旦发现息肉迹象应手术治疗。术后异常子宫出血消失，有报道显示手术后9年复发率约为4%。

59. 什么是子宫腺肌症？

有功能的子宫内膜侵入子宫肌层生长，并受月经周期中卵巢激素的影响，也出现增殖、分泌，出血的周期性变化，但因肌层组织致密，血流受阻只能在局部淤积而刺激周围纤维组织增生，久而久之，导致子宫增大变硬，肌层形成结节（被称为腺肌瘤）或囊腔。本症多见于40岁以上的多产妇及多次刮宫的妇女，痛经者约占70%。临床上引起患者月经量多，经期延长，痛经进行性加重，不生育。

常在超声检查时发现，血CA125浓度升高，最后确诊需行腹腔镜检查，传统标准还需行子宫标本病理检查。近年MRI检查也有诊断价值，但价格昂贵，仅在手术前为帮助肌腺瘤定位时才做。

育龄妇女子宫腺肌症的治疗比较棘手，因为只要体内有卵巢雌、孕激素的影响，异位于肌层的子宫内膜就会死灰复燃；而我们不可能轻率地将育龄妇女的卵巢切除，因为这将引起患者人工早绝经及一系列相关的症状及衰老性改变。但痛经、月经多、经期长又困扰着患者的生活。

常用的治疗为：年轻、轻症、要求生育的患者多用对症治疗。如GnRH增效剂造成可逆的低雌激素状态，正如第44问中已介绍的原理和用法，一般注射第2针后月经停闭，疼痛减轻或消失，子宫及结节缩小。通常注射6次为一个疗程，用药时间过长，该药造成的雌激素状态可能加速骨量丢失，成为骨质疏松症的危险因素。停药后疗效可维持2~3个月，随后月经恢复后症状逐渐复发。当然还可以再用一个疗程。这样间断地用用停停，维持到绝经年龄，随着卵巢功能自然终止，该病将会自愈。

另一选择是释放左炔诺孕酮的宫内环（商品名曼月乐）（详见第70问）。

子宫腺肌症或腺肌瘤伴不育者要求生育是个困难的问题。在完成常规不育原因筛查后多数须先用一段 GnRH 增效剂抑制异位内膜所造成的不良影响，随后酌情紧跟不同的辅助生育措施，争取妊娠。有腺肌瘤者也可考虑手术剔除腺肌瘤后再助孕，但子宫遗留瘢痕，术后须短期避孕。一旦怀孕应加强产前检查，注意子宫破裂可能。

重症及中老年妇女已完成生育的子宫腺肌症患者切除全子宫、保留双卵巢是明智的选择。

60. 哪个部位的子宫平滑肌瘤与异常子宫出血关系最密切？

子宫平滑肌瘤是女性生殖器官中最常见的良性肿瘤。妇科住院治疗的患者中子宫肌瘤占 20%～25%；盆腔超声普查发现了很多无症状而未就医的小肌瘤患者，因此实际患病率远高于此数。多见于中年妇女。

根据肌瘤在子宫体的位置，分为黏膜下肌瘤、肌壁间肌瘤、浆膜下肌瘤三类；还有特殊部位的肌瘤如宫颈肌瘤、阔韧带或寄生性肌瘤。与异常子宫出血关系最密切的是黏膜下肌瘤及部分突入宫腔的肌壁间肌瘤。常表现为月经量过多、周期过频、经期延长、失去规律性。有时肌瘤表面静脉受压而扩张破裂可引起大出血。患者可有贫血。其他症状有下腹部肿块及对膀胱的压迫症状、肿瘤引起腹痛等。

常规妇科检查和盆腔超声检查即可诊断。处理决定于患者年龄、肌瘤部位、数目、大小、所引起的症状、有无生育要求等因素。无症状的小肌瘤（直径<3cm）可 3～6 个月复查盆腔超声观察变化。子宫

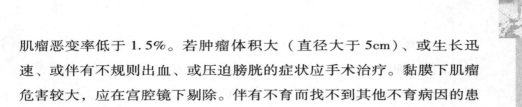

肌瘤恶变率低于 1.5%。若肿瘤体积大（直径大于 5cm）、或生长迅速、或伴有不规则出血、或压迫膀胱的症状应手术治疗。黏膜下肌瘤危害较大，应在宫腔镜下剔除。伴有不育而找不到其他不育病因的患者也应行肌瘤剔除术。

【例1】孙某，31 岁，已婚不育 4 年。近 3 年月经期 10～20 天才停，量多，有大血块，用 7 包卫生巾。无腹痛，血红蛋白 40～60g/L，止血药治疗无效。检查子宫增大，宫腔镜检查见宫腔内有大小不等的肌瘤。剖腹手术剥出 104 个直径为 0.2～4.0cm 的肌瘤，诊断为"黏膜下子宫肌瘤"。术后月经正常。

【例2】南某，47 岁，妊 1 产 0，2010 年 3 月 26 日急症。主诉月经量多期长，发现黏膜下肌瘤 5 年。周期 7～10 天/30 天，末次月经 2010 年 3 月 15 日已 12 天未停，时多时少。前次月经 2 月 14 日。妇科检查：阴道血量中等，子宫 6 周妊娠大，硬。Hb 84g/L，HCG、凝血功能正常，盆腔超声子宫 6.7cm×6.3cm×5.6cm，内膜 0.9cm，肌层多个低回声区，最大直径 3.3cm 突向宫腔，血流（+）。保守观察 2 天，流血时多，且为阵发性，Hb（血红蛋白）79g/L，血 LH 3.5IU/L，FSH 6.7IU/L，E_2（雌二醇）153.8pg/ml，3 月 29 日入院，3 月 31 日经腹腔镜行全子宫切除。切下的子宫见前壁直径 3.5cm 肌瘤突向宫腔。后壁黏膜 0.2cm 瘘孔，探入 1cm 达浆肌层。病理多发肌瘤，增殖期内膜，部分肌壁间有扩张迂曲的厚壁血管。疑为动静脉瘘。

【例3】李某，25 岁，未婚无性生活史。月经不规则 9 年，阴道流血 14 个月，2013 年 3 月 8 日初诊。15 岁初潮，次年起 10～15 天/3～4 月，第 3 年起 1～6 个月/隔 40 天～1 年。量时多时少，黄体酮治疗无效，雌孕激素周期暂时有效。头晕乏力胸闷。Hb 曾为 50g/L。甲状腺功能正常。当地给支持疗法。查体：贫血貌，肛查子宫后位，丰满。Hb 45g/L，盆腔超声子宫 5.9cm×6.1cm×5.2cm，内膜 1.8cm，宫颈不均质等回声 4.3cm×4.5cm×3.5cm，血 LH1.5 IU/L，FSH 5.3IU/L，E_2 85.2pg/ml，PRL、T（睾酮）正常，P（孕酮）0ng/ml，

CA125 正常。收住院后初给短效避孕药每天 3 片出血不止，输 RBC 2 IU，2 次，血浆 200ml，Hb71g/L，盆腔超声见内膜厚度 2.7cm，3 月 18 日宫腔镜检查：宫颈外口脱出肿物 4cm³，宫腔 8.5cm，行刮宫所获内膜质脆而糟，拧下宫颈口肿物送病理。3 月 21 日 Hb 88g/L，出院。术后约 7 天血止，但流黄水。病理报告显示子宫腺肌瘤，局灶腺上皮不典型增生。4 月 17 日来月经 10 天干净，B 超未见异常。此例年轻患者较少见，未能随访。

61. 如何早期发现引起异常子宫出血的恶性肿瘤及癌前病变？

引起异常子宫出血的女性生殖道恶性肿瘤有：子宫内膜腺癌、子宫肉瘤、癌肉瘤等。癌前病变主要是子宫内膜非典型增生。

文献报道除子宫内膜间质肉瘤平均患病年龄为 34.5 岁外，其他上述恶性肿瘤的平均患病年龄皆在 50 岁以上。异常子宫出血是它们共同的症状之一。因此对于 45 岁以上及 45 岁以下，有肥胖、长期无排卵、不育、长期应用单一雌激素或三苯氧胺治疗等高危因素的异常子宫出血患者，尤其是药物治疗无效者，必须行分段诊断性刮宫或宫腔镜指引下刮宫取材行病理检查。必要时在手术时做标本的冰冻切片，或切下子宫标本病理检查才能确定肿瘤的组织学分类。处理可按世界卫生组织或 FIGO 相关系统分类，分别行放射治疗和化学药物治疗。

子宫内膜非典型增生在组织形态上可分为轻度、中度、重度三个等级。重度非典型增生即子宫内膜原位癌。本症患者中约 12% 年龄小于 40 岁，其中某些患者还期盼生育，而子宫内膜腺癌的恶性程度相对较低，如果男方和输卵管检查无异常，则可征得患者知情同意后试行大剂量合成孕激素萎缩内膜治疗。必须每天用药不能间断，3 个月为一疗程，用药末期再做诊断性刮宫，复查子宫内膜不典型增生有无逆转。必要时重复第 2 疗程后再复查。如病变消退则须立即启动促排卵促生育治疗，尽早妊娠。生育后病变还会复发，届时则应切除子宫以求根治。如果患者年龄在 40 岁以上，或孕激素治疗无效，也应切除子宫。北京协和医院治疗 41 例中，8 例妊娠，4 例发展为癌，1 例在 9 年后发展为浸润癌死于肺转移。

【例 1】于某，33 岁，主诉不育 5 年，闭经 1 年，2009 年 11 月 3 日初诊。19 岁起月经 5～6 天/15 天～3 月，近 1 年闭经，3 周前当地宫腔镜检查子宫内膜重度非典型增生，嘱切子宫未接受，开始口服醋甲地孕酮 40 毫克/天（mg/d）至今。查体：除脐下中线长毛外无特殊。盆腔超声检查子宫内膜 0.9cm，继续前治疗至 2010 年 1 月 8 日诊刮报告为"子宫内膜复杂增生伴轻度非典型增生，部分分泌期改变"。继续前治疗 3 个月。4 月 28 日再诊刮报告为"炎性纤维渗出，少许破碎表浅内膜"。遂停醋甲地孕酮。改地屈孕酮 20mg/d×10 天，按时撤血 2 个月。完成男方及输卵管检查后 8 月 2 日起氯底酚促排卵，BBT 双相。第 2 疗程即怀孕。2011 年 7 月 14 日剖宫分娩一女婴。哺乳 2 周。产后 3 个月月经恢复，查血仍无排卵。定期醋甲羟孕酮治疗使内膜规则脱落。产后 1 年及 2 年各诊刮 1 次未见非典型增生。继续醋甲羟孕酮治疗及随诊监测。

【例 2】郝某，35 岁，不育 4 年，经期长 20 天，1 年，妇科检查及外院宫腹腔镜（-），肥胖，基础体温双相，经前孕酮 8.9ng/ml，本院 B 超子宫稍大，肌间点状强回声，内膜 1.0cm，再次宫腔镜检查见内膜息肉状，病理报告重度不典型增生侵入肌层，伴晚期分泌及蜕膜变，遂行半根治式子宫切除+清扫淋巴结+放疗，最终病理左宫角中度不典型增生。

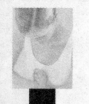

62. 血液病（止血凝血障碍）引起的异常子宫出血的相关介绍有哪些？

正常月经期子宫内膜大片脱落形成创面，需要启动体内止血凝血机制使血管收缩、血小板聚集、血液凝固形成血块而止血。如果血小板数量低或功能低下、凝血因子缺乏或功能障碍，则血栓不能形成或不够牢固，出血将持续不停。因此对异常子宫出血患者应筛查血常规。

此类疾病常见于青春期异常子宫出血患者。她们往往在初潮起即月经过多，既往曾有反复牙龈出血、鼻出血、皮肤淤斑，或家族中有出血病者，或手术、拔牙后出血多。这些病史提示需请血液科会诊，详查多种凝血因子和血小板功能，以求确诊。有证据表明，青春期月经过多者中约13%生化检查可发现凝血异常。

治疗须根据血液病的不同情况由血液科主治。妇科可酌情行合成孕激素内膜萎缩治疗控制子宫出血，若血液病不能治愈时可考虑子宫内膜切除术。

【例】13岁，半年来月经淋漓，量多，贫血。有鼻及齿龈出血史，肛门检查正常，基础体温双相，血象 Hb 57g/L，周期第12天。E_2 113pg/ml，周期第22天。P 11.4ng/ml，说明卵巢功能正常，血小板聚集试验0（对照50%~60%），黏附试验13%（对照34%）。诊断血小板无力症，转血液科治疗。

63. 排卵障碍是怎样引起异常子宫出血的？

下丘脑垂体卵巢轴综合调控功能失常可引起卵巢排卵障碍（稀发排卵、持续无排卵、黄体功能不足）。

在妇科内分泌门诊常会见到15~16岁的女孩，月经初潮后不久，

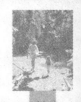

月经周期不规则，经血量多或淋漓不止，面色苍白，母亲带着焦急的心情向医生叙述病情。医生做了肛检，子宫及两侧附件未见异常，验血除有贫血外也无其他血液病。另外一类患者往往是40余岁的中年妇女，过去月经基本规则，但最近突然紊乱起来，表现月经频繁或经期延长，也可有贫血，妇科检查未发现异常，这些患者也可能是无排卵引起的异常子宫出血。

第36问中已介绍了初潮后1~2年内多数女孩尚未建立排卵的功能，40余岁的中年妇女卵巢功能逐渐衰退，在月经完全停止前若干年，排卵先停止，因此她们的月经周期都是无排卵周期。

无排卵者卵巢内卵泡发育不规律，分泌的雌激素量往往不低，但无黄体，不分泌孕激素；子宫内膜有增殖，但无分泌改变。发育不规律的卵泡使血内雌激素水平不规则波动，子宫内膜便不规则生长及剥脱，而造成不规则出血。

育龄妇女应有规则排卵，但有时在劳累、紧张、流产、手术或疾病后可能出现短期无排卵，亦可因肥胖、卵巢及全身的一些疾病，如多囊卵巢综合征、高泌乳素血症（详见第105、第82问）而引起持续无排卵。

在确立无排卵前，医生还要进行一些检查以除外器质性疾病及证实为无排卵。尤其是育龄妇女还可能因避孕失败而患各种妊娠并发症，医生必须酌情让患者测基础体温，查血妊娠试验，盆腔超声等。否则也可能会造成误诊（见第56问）。

64. 对于无排卵引起的异常子宫出血的患者，出血期用什么方法止血？

第29问中介绍了"刮宫"取内膜活检的方法。刮宫时医生用机械的方法让子宫内膜迅速脱落，也能达到止血的目的。而且止血快、安全。还可收集刮出的子宫内膜送到病理科化验，可了解有无息肉、肿瘤等其他疾病，有澄清诊断的价值。因此，对于已婚，不规则出血病程较长的患者，尤其是 40 岁以上者，都应采用刮宫止血。但如果近期内已刮过宫，病理化验未见器质性疾病者，也不必多次反复刮宫。刮宫后一般出血立即减少，约 1 周内完全停止。一般需休息 7 天左右再上班。

对处女患者尽量不考虑刮宫，改用"药物刮宫"（子宫内膜脱落）的方法。"药物刮宫"是针对无排卵患者体内缺乏孕激素影响的病理生理改变，给患者口服微粉化黄体酮每天 200mg，或口服地屈孕酮每天 20mg，共 10 天，使内膜转变为分泌相。然后停药，造成人为的血孕激素水平下降。这时内膜规则剥脱而出血，称为"撤退性出血"。这种出血与一次月经出血相仿，持续 7 天左右。有时量也很多，这是预料之中及不可避免的。因此用药前必须向患者说明，止血效果要在撤退出血停止后才出现，以免患者误认为治疗失败而另找他处就医，或改服其他激素导致用药紊乱。

为了减少撤退性出血的量，可同时注射丙酸睾酮（一种雄激素制剂），每日 25～50mg，共 3 天。如果血量仍然很多，则应让患者卧床休息，口服维生素 K、氨甲环酸（妥塞敏）、维生素 C 等一般止血药（详见第 69 问），甚至输葡萄糖液、输血。撤退出血时不应再用雌、孕激素制剂。

65. 重度贫血（血红蛋白＜80g/L）的未婚年轻的无排卵子宫出血患者应怎样止血？

上面已介绍"药物刮宫"法会引起近期进一步失血，故原来已有重度贫血的患者不可能耐受，应改用大剂量雌激素治疗而达到止血目的。

这样的患者应住院治疗。上面介绍的一般止血药物及支持疗法皆应用上。医生给予肌内注射大剂量苯甲酸雌二醇或口服雌激素（如补佳乐），每日 2~3 次。根据流血量的变化，可再增减剂量。患者或家属应将所用的会阴垫都保留在一个塑料袋里，让医生亲自过目后再扔掉。剂量恰当时，流血应渐减少，2~3 天内停止。血停后 2~3 天起，医生要逐渐减少雌激素的用量，约 20 天后，再次用孕激素行药物刮宫止血。在用雌激素的 20 天内要积极地通过服铁剂，加强营养或输血，使血红蛋白上升至 80~90g/L，能经受撤退出血时的失血。

由此可见，先使内膜生长然后使内膜脱落是权宜之计。采用这种方法止血时，患者应严格按医嘱用药。若随便停用或忘记用 1~2 天，中途会造成再出血而治疗失败。

66. 中年妇女无排卵子宫出血有重度贫血，近期刮宫已除外器质病时，能否用药物止血？

回答是可以的。因为刮宫毕竟是一次手术，不能经常进行。中年妇女不宜用大剂量雌激素。针对此种情况，医生会给予大剂量合成孕激素口服，如左炔诺孕酮（同紧急避孕药成分）、炔诺酮（妇康）等。剂量由医生确定，像避孕药一样连服 22 天后再停用。因为大剂量合成孕激素有使子宫内膜萎缩的作用。服 22 天停用后发生的撤退出血量不会很多。具体剂量亦应先大，血停后缓慢减至小剂量维持。服药期间也要积极纠正贫血，不可任意停服或忘服，否则仍然会再出血。

67. 短效口服避孕药能否用于无排卵子宫出血？

回答是肯定的。短效口服避孕药的主药是孕激素，发挥抑制排卵、萎缩内膜、使宫颈黏液黏稠等抗生育作用。配合炔雌醇的用意是

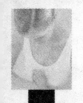

避免单一孕激素可能引起的子宫内膜突破性出血。无排卵子宫出血患者服用此药可能是取其萎缩内膜的作用。所需用量常大于避孕量，但用量不能过大，疗程不能超过2周。因为在极少数患者中，大剂量炔雌醇可能引起血栓；服用过长时间会引起子宫和卵巢增大（见下例）。有研究显示最大日剂量为每天3片，多于每天3片时疗效不增高。用法同第66问。

【例】王某，20岁未婚，否认性生活史。因经期延长1年，阴道不规则出血5个月于2007年4月13日急诊。12岁初潮后，周期正常，经量多，有痛经，2006年4月起月经10~15天/30天，同年11月经量极多，Hb最低50g/L，多次输红细胞。当地先后给结合雌激素2.5mg/d+短效避孕药3片/天，己烯雌酚1mg/d，21天+安宫黄体酮（MPA）6mg/d，短效避孕药3片/天+结合雌激素1.875mg/d，3月18日B超检查子宫4.5cm×2.8cm×4.5cm，内膜厚0.4cm。3月31日起B超子宫8.1cm×6.0cm×7.2cm，1周后9.9cm×6.9cm×10cm，肌层多个大小不等形态不规则低无回声区，内膜0.6cm。4月9日停药，次日起阴道流血增多，B超子宫10.4cm×7.0cm×10.0cm。血红蛋白87g/L，因而来我院。

查体：P120次/分，BP正常，贫血貌，皮肤黏膜无出血点，腹软无压痛，肛查：子宫增大如孕12周，软，双附件和子宫直肠窝（-）。Hb81g/L，白细胞、血小板正常，β-HCG<0.5mIU/ml。

B超盆腔见11.6cm×10.1cm×7.9cm形态不规则囊实性肿块，内部血流较丰富，其右上方可见4.8cm×3.2cm无回声区，内见分隔，急诊室给予氨甲环酸和琥珀酸亚铁治疗，4月17日妇科内分泌门诊见面色苍白，会阴垫稀血量中，B超子宫9.5cm×8.3cm×7.5cm，内膜0.7cm，右附件4.7cm×4.2cm×3.0cm，无回声区，有分隔；左侧5.2cm×3.2cm×2.6cm，无回声区。

诊断以青春期功血可能性最大，但近半个月B超子宫渐大，最终达孕12周大小，肌层多个大小不等，形态不规则，无回声，血流丰富，内膜 0.6cm，双侧附件出现直径 3.5~4.0cm 的分隔无回声区，无实性成分。CA125 302.5IU/L，CA199 189.4IU/L，病史中 2006 年 12 月起先后结合雌激素 1.875~2.5mg/d+短效避孕药 3 片/天（含炔雌醇 90μg）共 3 个月余，不除外长期大量雌、孕激素过度治疗引起子宫增大和卵巢功能性囊肿，如确实如此，停药后应渐消退，目前停药撤血已 8 天，故继续氨甲环酸和琥珀酸亚铁，严密随诊观察。

4 月 27 日停激素 19 天，撤血 18 天未停，每天 1~2 垫，时红时粉，肛查子宫孕 8 周大，右上方囊肿直径 4.0~5.0cm，Hb100g/L，B 超子宫 8.4cm×5.8cm×5.8cm，内膜 1.1cm，宫腔不规则，肌层回声不均，右附件 5.9cm×5.2cm×5cm，无回声区，血 LH 5.8IU/L，FSH 5.7IU/L，E_2 29.8pg/ml，PRL 和睾酮正常。

5 月 11 日停激素 32 天，撤血 30 天未停，B 超子宫 6.1cm×6.1cm ×4.5cm，内膜 0.7cm，宫腔多个低回声区，右卵巢 3.1cm×3.0cm× 2cm 上方 4.5cm×8.5cm×4.6cm 分隔无回声区，左卵巢 4.1cm× 3.1cm，给 MPA6 mg/d，10 天。5 月 21 日起撤血 10 天，第 2~3 天量极多，血液科会诊筛查凝血因子未见异常。6 月 8 日有浅褐水样分泌，Hb105g/L，E_2 33.5pg/ml，P 0.8ng/ml，基础体温单相。

6 月 29 日（停药 80 天）B 超子宫 5.2cm×5.9cm×4.3cm，内膜 1.0cm，右卵巢 4.8cm×2.7cm×2.9cm 无回声区。左卵巢 2.1cm× 1.9cm，CA125 14.8 IU/L，CA199 68.9 IU/L，E_2 152pg/ml。给 MPA 6mg/d，10 天，7 月 12 日起撤血 12 天，第 3~4 天量多；7 月 30 日（第 19 天）B 超子宫 5.4cm×3.8cm×3.1cm，内膜 0.5cm，双侧附件（-）。CA199 71.6 IU/L。8 月初地屈孕酮 20mg/d，10 天。8 月 15 日撤退出血 5 天。此后停止治疗 4 个月，月经 12~14 天/40~45 天。

以上观察证实患者为长期大量雌激素引起的医源性子宫和卵巢肿块，其影响于停药 100 余天才消退。

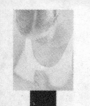 **68. 无排卵异常子宫出血患者阴道流血停止是否等于已治愈月经病？**

回答是否定的。因为无排卵的病因未纠正，下个月经周期还会出现不规则出血，所以血止后仍应按医生嘱咐，测量及记录 BBT，继续用药。

如何调整月经紊乱使之规律化？由于此类患者体内雌激素水平相当于中卵泡期水平，故不必补充雌激素。一般在每次月经周期第 17~19 天起再口服孕激素 10 天，使子宫内膜定期规则脱落而出血。已婚要求避孕的患者可在每次月经周期第 5 天起服短效避孕药 22 天，停药后月经会来潮。上述方法可重复使用。

已婚想生育的患者当然应服促排卵药，最常用的是氯底酚（又名克罗米酚、法地兰）。此药从 20 世纪 70 年代起已用于临床，适用于血泌乳素正常而孕激素试验阳性的无排卵不孕患者，如多囊卵巢综合征、排卵障碍所致异常子宫出血、轻度下丘性闭经的患者。卵巢肿大、肝病及妊娠者禁用。在月经周期第 5 天或孕激素撤退出血第 5 天起，每日 1 片，连用 5 天；无效时可增加剂量到每天 3 片，连用 5 天。服药周期必须测量及记录 BBT，以观察有无双相型体温曲线来判断疗效。BBT 上升多在停药后 7 天左右。一般说促排卵药只对本周期有效，故要反复使用。20 世纪 80 年代总结北京协和医院 119 例无排卵异常子宫出血患者服氯底酚 934 周期的效果：65.8% 出现双相 BBT，15% 虽无双相 BBT 但月经规律，19.2% 无效，不育患者中约 38.9% 妊娠。

生育后无排卵出血还可能复发，或时好时犯，还需要定期用孕激素使内膜规则脱落，控制周期。因此，完全治愈不是一件易事，需长期随诊肯定无复发才能定论。正因为如此，患者应有长期治疗的思想准备，实际上，可将控制月经周期的方法向患者解释清楚，让她们自己懂得如何掌握用孕激素的规律，医生再在适当时间随诊，进行指导或调整治疗方案。长期测 BBT 对了解排卵是否恢复，指导用药十分有意义。虽然增加一些麻烦，但养成习惯后亦很自然了。

北京协和医院对 52 例青春期无排卵异常子宫出血症的患者随访 1~40 年的结果：22 例（42.3%）怀孕 34 次，25 次足月分娩，婴儿健康；18 例（34.6%）最终切除子宫，其中因出血而手术者 11 例（21.1%）。青春期无排卵出血症病程在 4 年以上，仍未建立正常排卵周期的患者，常有多囊卵巢综合征存在。

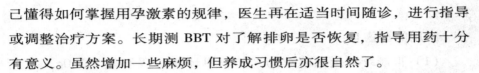

69. 育龄妇女规律月经出血量多归咎于子宫内膜局部止血机制异常

某些有规律排卵的育龄妇女会出现月经量过多，月经周期及持续时间皆正常。医生通过验血、盆腔 B 超等检查未发现任何器质性疾病。许多研究者从血生殖激素浓度、内膜生殖激素受体、内膜血管密度、凝血因子等方面进行了探索，皆未发现异常。最终发现这些患者子宫内膜局部止血分子机制异常：有证据为前列腺素组分异常及纤维蛋白溶解系统功能过强。

前列腺素是一组脂肪酸化合物，它调节着血管收缩与扩张及血小板的止血功能。前列腺素组分异常，血管易于扩张，血小板止血功能减弱，出血量即增多。纤维蛋白溶解系统是防止血液在血管内凝固、形成血栓（会使血管堵塞，脏器缺血坏死）的物质，但功能过强时，出血部位不易形成血块而止不住血。临床上尚无特异的诊断方法，只能对有周期规律可循的异常子宫出血患者，在有排卵的基础上排除其他明确的异常后确定。

国际妇产科联盟认为其他如子宫内膜炎和感染（衣原体）、炎性反应，或血管形成异常，影响内膜修复，也属于此类病因。

每次月经量过多会造成患者贫血、体力不支、精神不振，需要积极治疗。

常用的药物有：

（1）抑制纤维蛋白溶解药：如氨甲环酸（妥塞敏）1.0g，每天2~3次，或注射液10ml内含1g，置入5%葡萄糖液90ml内稀释后，静脉滴注，总量每日1~2g。

（2）大剂量合成孕激素内膜萎缩治疗见第66问，须从月经周期第5天起连续服用20~22天。第70问中曼月乐治疗。

（3）促凝血药物：维生素 K_1 4mg，3次／天口服；或维生素 K_1 10mg肌注，1~2次／天。立芷雪（血凝酶），1kIU，肌注或静脉注射，1次／天，连续3天。

（4）增强毛细血管抗力：维生素 C 口服或静脉滴注，0.3~3.0g／d。

过去有些中年患者不再要求生育，因月经多而切除了子宫，近年来，可在宫腔镜下行内膜切除术。

70. 什么是左炔诺孕酮的宫内释放系统？它有哪些特点？

左炔诺孕酮的宫内释放系统（LNG-IUS，商品名曼月乐）是芬兰专家为减少放置避孕环后月经量而设计的。该系统的垂直杆内是含左炔诺孕酮的药库，周围以硅化橡胶包被，放置于宫腔内后，可每天恒速向宫腔释放左炔诺孕酮 $20\mu g$（只相当于口服途径剂量的1/3），作用于子宫，长达5年。子宫组织内药物浓度为口服途径用药的10倍，对子宫在位及异位的子宫内膜发挥强大的长期可逆的萎缩作用，也使宫颈黏液变少而稠，从而达到避孕的目的。用药后经期出血量减少、经期缩短或闭经、血红蛋白升高、异位的内膜萎缩使痛经缓解、增大的子宫腺肌症缩小。但是外周血雌二醇浓度在100pg／ml 左右，甚至60%~85%的月经周期仍是排卵周期，因此即使闭经也不会引起绝经，

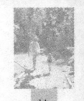

为避孕而用的妇女取出该宫内环后第 1 个月月经即可恢复，甚至妊娠，内膜形态恢复正常，随后的妊娠期平顺，胎儿发育正常。对血压、糖脂代谢、肝脏、凝血功能无影响。

缺点是放置后最初半年内可出现子宫少量点滴出血，这种现象并无大碍，可用止血药物对症治疗。少见的不良反应有：头痛、水肿、乳胀、环脱落等。对有宫颈炎、妊娠、不明原因子宫出血者不能选用。须有经验的妇科医生在无菌条件下放置以免误伤子宫。

71. 什么是宫腔镜检查及子宫内膜切除术？

宫腔镜检查是利用有光导纤维冷光源、放大光镜、注水膨宫系统等组成的宫腔镜，经宫颈口插入宫腔，直接观察宫腔内部结构和病变的一种诊断方法，最初是用以诊断宫腔内疾病，如息肉、肌瘤、粘连等。事前须经医生做详细的全身及妇科检查，确定有必要且适宜做这一检查。然后预约在月经干净后或下次月经前在门诊进行手术（该周期月经后应禁房事），检查当日应先排空小便，由护士消毒外阴阴道，并皮下注射解痉镇静药，医生还会用些局部麻醉药，因此不必过分紧张或恐惧。术中可能有些下腹隐痛，手术时间的长短因病情不同而不同。术后一周内可有少量阴道流血，应口服一些抗生素，术后禁性交 2 周。手术中一般还刮取内膜送病理检查，医生会预约一周后看结果。

宫腔镜下内膜切除术要比诊断性宫腔镜检查复杂，皆需住院进行。术前 1~2 周需服使子宫内膜萎缩的药物，还需从腰背部行硬膜外半身麻醉。在上述宫腔镜检查的基础上及 B 超监护下，一面向宫腔注入膨宫液，一面用电刀或激光切割器或热球子宫内膜剥脱治疗系统，顺序切除各部子宫内膜，深度包括基底层，使内膜瘢痕化，失去对激素的反应性。手术后约 50% 患者月经量减少，30% 患者月经停闭。为了预防感染，医生在术前后会给予一些抗生素。术后会有阴道流血及排液 1~2 周，少数患者有低热、下腹轻痛症状，持续 2~3 天消失。

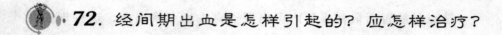

72. 经间期出血是怎样引起的？应怎样治疗？

FIGO 对于经间期出血的定义为：在规律月经之间出现的出血，包括"随机"出现和每个周期"同一时间"出现的出血。解读这个定义：①出血发生在规律月经的 2 个周期之间；未明文限定有排卵周期，但规律月经中无排卵周期毕竟少见。有报道显示为 3%~5%；②出血时间可随机在卵泡期、围排卵期、黄体期 3 个时期的任何 1 个时期，也可固定在某个期，也不一定每个周期都出现。经间期出血只代表异常子宫出血的一种出血模式，即一种症状，并非一种诊断。它可由多种疾病引起。

2012 年美国调查月经规律的健康育龄妇女经间期点滴出血的发生率按人计为 4.8%，按周期计为 2.8%。英国调查围绝经期妇女经间期出血的发生率为 7.4%。关于经间期出血的患病率，北京协和医院 1973 年 9 月~1981 年 12 月 624 例功能失调性子宫出血患者中，经间期出血占 23.7%。抽样调查 2014 年 2~4 月妇科内分泌门诊患者中经间期出血占 6.7%。

经间期出血患者应做基础体温测定记录。将出血时间与基础体温记录对照，可排除月经频发和无排卵出血。若表现为经期延长但量先多后少为"卵泡期出血"，若经期延长但量先少后多为"黄体期出血"，若出现在排卵前后为"围排卵期出血"。同一个患者出血时间可不定。

许多情况可引起经间期出血，如阴道炎、阴道为预防艾滋病用杀虫剂后、有孔阴道斜隔综合征、阴道异物、宫颈病变、妊娠相关出血、剖宫产后瘢痕缺陷、用避孕药或性激素过程的出血、卵巢功能失调（黄体功能不足、稀发排卵），围排卵期出血也可能是生理性。

为查明经间期出血的病因，医生须行盆腔检查、白带镜检、基础体温测定、盆腔超声、血激素水平等，以发现子宫内膜异位症（阴道直肠隔部位）、子宫腺肌症、盆腔炎、宫腔息肉等器质性疾病。必要时选择适宜时间做内膜活检、宫腔镜检查等，帮助寻找病因。

北京协和医院 1989～1994 年 40 例排卵型经间期出血患者临床分析（已排除肌瘤、腺肌症、内膜异位症、宫颈病变），结果：92.5%为育龄妇女，不育占 51.5%。出血原因中轻度盆腔炎 4 例，给予抗生素及理疗后有效；宫腔息肉 6 例，刮宫治疗有效；其他罕见的疾病有血液病、盆腔血管动静脉瘘。稀发排卵及黄体功能不足各 14 例。21 例服氯底酚或黄体酮有效。8 例不育者中 5 例妊娠。2014 年 2～4 月中经间期出血 36 例，占 6.7%。其病因有阴道或宫颈炎症、剖宫产后瘢痕憩室、子宫内膜息肉、子宫肌瘤、放环、无排卵、黄体功能不足。

【例 1】田某，33 岁，妊次 1 产次 1，月经多，经期长 9 个月。周期 12 天/26～28 天，初 8 天多每小时换垫 1 次，下坠。妇科检查宫颈轻度糜烂充血，易出血，宫体偏左，正常大小，活动差。左侧轻压痛，右侧正常。血常规、宫颈刮片（-），生殖激素显示有排卵。盆腔超声（-）。诊断宫颈炎，给左氧氟沙星（可乐必妥）0.5g/d×6 天，2 周后复查，阴道分泌物黄，滴虫（+），给甲硝唑 0.4g，每天 2 次，共 7 天。以后经期持续 7 天，量中，无异味。阴道分泌物白色，压痛消失。最后诊断宫颈阴道炎。

【例 2】邓某，19 岁，未婚，经间期出血 3 年，时间不定，肛查阴性，BBT 双相高温期 8～11 天，提示黄体期短，周期 11 天，E_2 89.5pg/ml，周期 16～20 天起肌内注射黄体酮 10～20mg/d，7 天，经间出血缩短或停止，但 3 个月后又犯，BBT 转为单相，改氯底酚治疗有效。

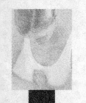

73. 医源性异常子宫出血是什么概念？

异常子宫出血常可在应用口服避孕药，雌、孕激素治疗，雄激素，曼月乐，GnRHa，含雌激素的中药或保健品等药物时出血，被称为"突破性出血"；或因为漏服而出现药物撤退性出血。有时治疗异常子宫出血时用药不当也造成医源性出血。因此患者必须将近期用药史，包括起止日期、药名、剂量、疗程、与出血的时间联系告诉医生，以便正确判断。

值得提出的是，放置宫内避孕器的妇女常常经期延长，这是由于宫腔内避孕器常引起轻度子宫内膜炎性反应所致。为了避孕的需要，不主张轻易将避孕器取出，常常用一些抗炎止血药物，经期延长即会消失。

74. 国际妇产科联盟（FIGO）设立未分类病

因的用意何在？

这是因为医学上存在着不少未知的问题，目前尚不能确认，或因条件限制检查不充分，或极端罕见的情况，包括慢性子宫内膜炎、动静脉畸形、子宫肌层肥厚，还有其他只能将来发展生化或分子生物学方法确诊的疾病。这体现了临床工作实践和医学科学发展的真实过程、医疗单位或地区诊断水平的差异。希望患者能给予理解。

75. 闭经是怎样分类的？

第 53 问中已介绍月经停闭 6 个月以上者称为闭经。闭经只是一种症状，它可分为许多种类：

（1）按发生的原因，可分为生理性闭经与病理性闭经。前者见于妊娠期、哺乳期、青春期前、绝经后；后者则由各种疾病引起。

（2）按发病的年龄，可分为原发性闭经与继发性闭经。前者由先天性疾病或童年期疾病引起，导致从未有自然月经来潮（见第46~51问）；后者是在月经初潮若干时间后才得病而引起的月经停闭。

（3）按疾病的部位可分为子宫性闭经、卵巢性闭经、垂体性闭经、下丘脑性闭经。

此外下生殖道的畸形，如处女膜闭锁、阴道闭锁、阴道横膈阻碍了来自子宫腔经血的流出，还可造成局部积血及假性闭经，患者有周期性下腹痛，下腹、阴道及外阴肿块，肛门坠胀，便秘，尿频，小便困难等。应及时到医院检查，确诊后在麻醉下做一个横膈或处女膜切开手术，经血流出后即可治愈。

综上所述，可看出对闭经患者的处理，首先要找到病因，然后再针对不同病因进行适当治疗。如果不搞清病因，一律给予雌、孕激素行人工周期治疗或服用口服避孕药，虽然用药时多数患者能有人工月经来潮，但这只是一种假象，其潜在病因并未得到治疗，停药后仍然闭经。因此，这样的处理肯定是不妥当的。

76. 什么情况可引起子宫性闭经？如何进行诊治？

月经是周期性子宫内膜脱落所引起的出血。子宫内膜的疾病，如先天性子宫发育不全或缺如、损伤（多次刮宫、放疗后、肌瘤剔除术）、炎症（结核、产褥感染、性病）等，可使子宫内膜部分或全部瘢痕化或粘连，对卵巢激素无反应而闭经。

怎样才能确认患者为子宫性闭经？第30问中介绍了卵巢的功能试验。子宫性闭经者孕激素试验结果是阴性的。再做雌、孕激素试验仍然是阴性。另一方面，医生可通过 BBT 测定、血生殖激素测定，证明卵泡发育及排卵功能完全正常。由此也支持病因在子宫。

雌激素试验阴性只是定位诊断，子宫疾病的性质尚需根据病史、查体、内膜活检、宫腔镜检查确定。

子宫内膜一旦瘢痕化，就难以逆转为有功能的内膜，目前尚没有移植子宫内膜或子宫的治疗方法。因此子宫性闭经的患者恢复月经的可能性很小。若由结核所致，应用充分抗结核治疗（此种情况可能即为民间传说的"干血痨症"）后仍有恢复月经的可能。子宫性闭经患者难以再生育。因为，孕卵发育的"土壤"已被破坏。除非借她人的子宫养育胎儿，这一措施恐难被接受。如果只是部分子宫内膜瘢痕化，患者可表现月经量过少。部分宫腔因内膜瘢痕化后可能形成宫腔粘连，若粘连部位阻塞经血外流，可引起痛经。

77. 子宫小能治吗？什么样的子宫不能治？

胚胎期子宫是由两侧副中肾管中下端与尾端在中线会合、间壁融合腔化而形成。如果发育停止、融合不全就导致子宫畸形：如子宫纵隔、双子宫、半子宫（单角子宫或残角子宫）、始基子宫（指子宫体小、宫腔狭窄）等。罕见的还有无宫腔（实体子宫），或虽有宫腔而无内膜，或与阴道不相连通（宫颈闭锁）的子宫。

在中枢神经系统——下丘脑-垂体-卵巢-子宫轴的闭式的反馈调节系统中，子宫是最下级的器官，是受卵巢雌激素、孕激素的刺激而发育长大，甚至妊娠期可以容纳足月的胎儿。上述4种畸形子宫都可以有月经，可能生育，当然须产科医生做些特殊处理避免分娩困难。但是无宫腔，或虽有宫腔而无内膜的子宫不能对卵巢激素产生反应，医学上还无法医治。与阴道不相连通的子宫虽可有月经周期，但经血无法流出造成宫腔积血、痛经、内膜异位症，须做"宫颈重建"手术才能打开通道使经血外流。手术技术复杂。术后能否妊娠生育存在相当的不确定性。

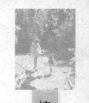

 78. 什么是石女症？能否治疗？

民间曾有"石女症"这一名词，指妇女先天性无阴道无子宫或有子宫无内膜，但有正常的卵巢功能，乳房外阴发育都正常，到青春期无月经来潮甚至新婚后不能过性生活，到医院检查后才发现。第77问中已介绍是由于胚胎期某种原因使两侧副中肾管发育缺陷所致。这种患者可能常有肾及输尿管畸形，染色体为46XX。应该与雄激素不敏感综合征鉴别。后者染色体为46XY，血睾酮浓度相当于男性水平，有时腹股沟可摸到睾丸（见第101问）。

阴道能否再造？回答是可以的。医生可从患者的外阴部阴道开口处，用刀切开，进行分离，在直肠与尿道之间，制造一个与阴道宽度及长度相仿的洞穴，然后将羊膜或腹膜或生物补片植入，希望该洞穴表面有光滑的上皮覆盖。手术时先需填塞纱条以固定植入之的羊膜或腹膜或生物补片，同时安置导尿管以引流尿液。手术后一周时将纱条取出，代用玻璃的阴道模型置入，以防止所制造的阴道洞穴缩小。这种模型需长期放置。因为如果停放，人造的阴道可完全封闭，再次手术则困难得多，容易损伤膀胱或直肠。

既然放置阴道模型十分重要，那么患者应怎样自行护理呢？首先购买2～3个适当大小的阴道模型，用前可将模型煮沸消毒后，放在干净的器皿内。该模型的一面有一条凹沟，放置时有沟的一面应向上，这条凹沟为尿道所留的空间，以避免模型压迫尿道而引起排尿困难。模型应每天更换一次，即将原置模型先取出，用干净空针或冲洗器向人工阴道内多次注入凉开水，反复冲洗之。然后拭干，置入干净的阴道模型，用月经带及卫生巾将模型兜紧，以免落出。换下的模型应用水冲洗干净，妥善放置，备次日再用。解大小便时，放置模型者要注意用手将模型向阴道内顶住后再蹲下。初用时可能感到十分不方便，天长日久习惯后亦就适应了。由于坚持放模型是手术成败的关键，因此不可忽视或中断。

手术后 2~3 月，经医生检查阴道内创面基本长好后，即可过性生活。因此这种手术常在准备结婚前 3 个月左右时才做。据患者反映，皆能达至满意，但生育尚无希望。

79. 什么情况可以引起卵巢性闭经和卵巢早衰？怎样诊治？

第 48、49、50、51 问中已介绍了 Turner 综合征，单纯性性腺发育不全症、17α-羟化酶缺乏症可引起原发闭经及性幼稚，这皆属于遗传或先天性酶缺陷引起的卵巢性闭经。此外，卵巢被切除或放疗、化疗后，严重的卵巢炎症（如腮腺炎患者中 5%并发卵巢炎）后，也可破坏卵巢组织导致功能丧失。

另有一种疾病被称为卵巢早衰，40 岁前卵巢功能已达衰竭状态，患者有正常绝经时一样的症状，生殖器及第二性征逐渐萎缩。有报道显示其患病率为 1%~3%。病因尚不完全清楚，可能由于胎儿期卵巢内卵母细胞贮备过少，或胚胎期至出生后，卵泡退化过快而提早耗竭。有研究者认为 9%~40%的卵巢早衰患者体内自身免疫功能异常，可伴有桥本甲状腺炎、系统性红斑狼疮等，从而加速了卵泡的退化。此外环境污染物、吸烟、某些药物也与本病发生相关。

怎样诊断卵巢性闭经？医生主要依靠测定血内 FSH 及雌二醇（E_2）的浓度。若孕激素试验阴性第 30 问中，雌、孕激素试验阳性的患者血 FSH 测定多次在 40IU/L 以上，而 E_2 水平多次低于 150pmol/L 或 50pg/ml 以下，则可诊断为本病。须强调的不是 1 次的结果，而是间隔 1 个月以上至少 2 次的化验结果，这是因为卵巢功能衰退不是一个直线下降的过程，第 143 问中将介绍妇女在生育晚期即可出现血 FSH 浓度波动性升高，此时血 E_2 不低，还有排卵。必须是卵巢功能持续减退的状态才能诊断为卵巢早衰，否则会造成过度诊断引起患者巨大的思想负担。

卵巢性闭经的治疗较棘手。如果卵巢内的卵母细胞确实已耗尽，那么无法再生。但是，也有些患者的卵巢功能减退为短暂的，经过相当时间后，又能自然恢复，类似自然绝经前的过渡期。医生只能经过一段时间的观察和复查生殖激素水平变化，才能鉴别哪些患者卵巢功能处于时好时差的过渡期，哪些已处于功能持续低落的状态。因此若想生育，恐怕也应选择借卵助孕。不想生育者应用雌、孕激素替代，诱发人工月经，防止生殖道过早萎缩及其他与绝经有关的退化性疾病。因此预防更为重要。

80. 有无"保养"卵巢的特效方法？有帮助卵巢增加卵细胞的药物或治疗吗？

现在市场上一些地方提供所谓"卵巢保养"的服务，宣称采取按摩、熏蒸等措施保护卵巢功能？其实毫无科学根据！

卵巢位于盆腔深处，腹壁按摩根本无法达到卵巢，一些号称保养卵巢的保健食品实际上可能或多或少都含有雌激素（只涉及卵巢的内分泌功能），而雌激素不是非处方药，皆须经过专科医生处方才能服用。对于卵巢内卵泡储备的低下，到目前为止，医学上还没有药物或治疗可帮助增加卵巢内的卵细胞。因此，妇女最好在30~35岁前完成生育任务。保养卵巢的合理措施与注意全身保健相同，包括个人乐观的心态、良好的卫生习惯、平衡的营养、规律的生活和充足的睡眠、适当的体育锻炼、维持适当体重、戒烟少酒、少接触辐射及化学物品等，幼年按规定注射预防腮腺炎的疫苗（包括预防麻疹、风疹、腮腺炎三种疾病），避免此类病毒损害卵巢。

81. 下丘脑垂体性闭经是怎样分类的？

第 30 问中孕激素试验阳性的患者被称为是"Ⅰ度闭经"，孕激素试验阴性而雌激素试验阳性的患者被认为是"Ⅱ度闭经"。前者体内雌激素水平不低，即卵泡有相当程度的发育，子宫内膜已有足够的雌激素影响；后者则卵泡发育程度差，体内雌激素水平低，子宫内膜缺乏雌激素影响。上述Ⅰ、Ⅱ度闭经的原因都可能在垂体下丘脑，即垂体 LH、FSH 分泌异常及下丘脑 GnRH 脉冲分泌异常所引起的闭经。

下丘脑垂体性闭经的激素特点是：血 FSH、LH 浓度正常或减低，雌二醇浓度相当或低于早卵泡期水平。它进一步又可分为两类：

（1）血清泌乳素（PRL）水平过高者，被称为高 PRL 血症性闭经。

（2）血清 PRL 水平正常者，通常下丘脑垂体性闭经指的是此类患者。

82. 什么原因会引起高泌乳素（PRL）血症？为什么血泌乳素（PRL）高时会引起闭经？

PRL 是垂体前叶分泌的另一种激素，它的主要功能是促使乳房发育及乳汁的生成。正常情况下，下丘脑生成一种多巴胺物质，它能抑制垂体 PRL 的分泌，使血 PRL 浓度不致过高。当某些情况引起多巴胺对垂体的抑制影响减弱时（如垂体 PRL 瘤）；服用甲氧氯普胺（灭吐灵）、多潘立酮（吗叮啉）、利血平或氯丙嗪等镇静药时；或乳腺、胸壁的疾病及刺激时，垂体 PRL 分泌过度即可引起高 PRL 血症。

要特别提出的是：泌乳素是一个应激激素，许多情况如紧张、运动、性生活、麻醉、手术、低血糖、睡眠、高蛋白高脂肪饮食、乳房刺激皆可引起血泌乳素升高。因此抽血检查泌乳素前应避免上述情况，早晨可进食碳水化合物，来医院后静坐至少半小时后再抽血。

血 PRL 过高时，卵泡的发育及排卵受到抑制，故出现闭经。也可表现为月经稀发、频发、不规律出血。除此以外，患者还常常有乳汁分泌。哺乳期妇女断奶半年后泌乳仍不停止。未婚未孕的妇女也可在医生检查挤压乳房时，有乳汁流出。如果是垂体瘤引起，瘤体又较大时，还可出现视力下降、视野缺损、头痛等症状。

怎样才能明确泌乳及高 PRL 血症的病因？首先是行头部蝶鞍区的影像学检查，如 CT、MRI。根据这些检查，可了解是否有垂体瘤及瘤体的大小。当然，患者应将自己经常服用什么药，有无乳房、胸壁的疾病或手术史告诉医生。另外，原发性甲状腺功能减退时也会出现本症，医生在查血 PRL 的同时，还要求做甲状腺功能的检查。当以上检查未找到病因者医学上称为"特发性高泌乳素血症"。

这些病因中最重要的当然是垂体 PRL 瘤。听到自己脑内长瘤，顿时会感到十分恐惧，会不会有什么危险？是否需要行开颅手术？实际上，垂体 PRL 瘤是一种十分良性的肿瘤。多数瘤体也很小，其生长发展极慢或几乎不长大。20 世纪 70 年代时，医生们曾希望通过开颅或经鼻手术切除肿瘤，甚至术后加放射治疗以根治之。但是后来的观察发现，大多数患者手术后仍有高 PRL 血症及闭经泌乳，并未能治愈。不仅如此，手术及放射治疗可能还损伤正常垂体组织，造成一些新的症状。目前的治疗趋势是采用溴隐亭治疗，不必手术。除非出现了视野缺损。

83. 溴隐亭对高 PRL 血症是怎样起治疗作用的？它的效果及副作用怎样？

溴隐亭是一种类多巴胺的麦角类制剂，它能抑制垂体分泌 PRL，并能抑制垂体 PRL 瘤细胞生长、增殖，使其退化，从而使瘤体缩小。

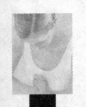

服药后血 PRL 水平可下降至正常，CT 或 MRI 检查可见瘤体缩小。患者可感到白带增多，月经来潮，BBT 出现双相体温。上述效果的出现可早至服药后一个月，也有出现较迟者。

溴隐亭对高 PRL 血症有特效。一般用量为每日 2~3 次，每次一片。此药可能对胃肠道有些刺激作用，少数患者在服药初期会感到恶心、便秘、呕吐等，还可能引起头晕、心慌，改变体位时血压降低等，但慢慢能自然适应。因此开始服药时必须从每日半片起始，餐中服用，2~3 天后若无不适，则再加半片，即早晚各半片，再观察 2~3 天，仍能耐受，则加至早、中、晚各半片。以此类推，每 2~3 天为一个台阶，逐步加足量，然后维持之。若副作用较大，可延缓加量的速度。仅约 3% 的患者不能耐受而被迫停药。

服药期间，应测 BBT。按照医生嘱咐，定期复查血 PRL 水平、各种临床表现及头部 MRI，以决定剂量的增减。服药不能间断，因为停药可使血 PRL 浓度又重新升高，疗效消失，在 BBT 上升期应及时性交，争取妊娠。北京协和医院 1991 年溴隐亭治疗高泌乳素血症性无排卵 141 例总结，其中泌乳素大腺瘤 43 例（22 例为手术和/或放疗后）、微腺瘤 23 例、空鞍症 7 例、特发性高泌乳素血症 68 例。加氯底酚 43 例次、绒促激素 2 例次、氯底酚＋绒促激素 6 例次。结果血泌乳素达正常者 69.6%，91.4% 闭经患者月经恢复，70.9% 泌乳消失，87.1% 恢复排卵，76.6% 妊娠。效果在各类无排卵性闭经不育治疗中占首位。一旦肯定怀孕后应停服溴隐亭。并按医生嘱咐定期复查，了解胚胎发育状况。

服溴隐亭后怀孕对胎儿有无不良影响？回答是否定的。本院上述报道中自然流产率 15.5%，畸胎率 1.6%，宫内生长迟缓 1.6%。流产率、畸胎率都不比正常人群高，而且胎儿出生后生长、发育、智力也都正常。

服溴隐亭怀孕分娩后，高 PRL 血症或垂体 PRL 瘤是否也治愈了？回答亦是否定的。北京协和医院 74 例高泌乳素血症服溴隐亭后妊娠分娩的患者，产后随诊 4 个月~6 年的结果，94.8% 血 PRL 浓度仍高，74.3% 泌乳仍存在，73.3% 仍有闭经。产后哺乳与否并不影响疾病的再现，病情也未见加重。26 例患者产后复查 CT，无一例肿瘤增大者。

84. 高泌乳素（PRL）血症引起的闭经患者，妊娠分娩后是否还应服用溴隐亭？需服用到什么时候停止？

根据患者随诊的结果，高 PRL 血症性闭经患者产后，在孩子断奶后半年，应去医院复查。若血 PRL 仍高，仍然闭经，则应再次服溴隐亭，使月经恢复。此时应采取避孕措施（工具避孕较好，因为避孕药也有升高血 PRL 水平的作用，不宜选用），以免再孕。

高 PRL 血症能否自然痊愈？不服药是否安全？文献上有报道，随诊这些患者 5~6 年的结果：PRL 瘤中，7%~11% 可自然痊愈，4%~11% 瘤体增大。因此，若在医生指导下每隔半年至 1 年复查 1 次，一旦出现瘤体增大再服药也未尝不可。如果有条件还应争取服药，因为长期闭经易使妇女骨骼中骨量丢失加速，而引起骨质疏松症。服药时也应按照医生嘱咐定期复查血 PRL 水平，若血 PRL 水平已正常，也有月经来潮，则可逐步将溴隐亭用量减少到最低维持量，甚至可试停用观察。这样既收到疗效，也节约了开支。我们的经验中有一些患者仅每日服半片即足以维持月经来潮。

究竟需服多久？需视每人病情发展情况决定。溴隐亭使 PRL 瘤退化后，MRI 检查常表现为空泡蝶鞍。这种退化改变维持长时间后，也可能不再复生，此时即可停药而痊愈。但多数患者停药后又闭经，只能用小剂量溴隐亭维持。

【例】常某，27 岁，已婚，闭经不育 2 年，有泌乳。检查：血泌乳素水平高，蝶鞍 CT 显示直径为 2.2cm 的肿瘤，视野正常，诊断为泌乳素大腺瘤。服溴隐亭 3 个月后，CT 显示肿瘤缩小，4 个月后妊娠，产后 1 年仍闭经泌乳，血泌乳素高。间断服溴隐亭至今 8 年，每天半片，有规则月经，CT 复查为空泡蝶鞍。

85. 垂体性闭经还可由哪些其他原因引起？

第 81 问中已提到垂体性闭经中还有一类血 PRL 水平并不高，属于这类的病因有：因垂体放射、手术、炎症、缺血而引起垂体组织被破坏及功能低下，或因遗传缺陷而引起垂体 LH、FSH 缺乏。

值得强调的是一种由产后大出血及休克引起垂体缺血性坏死，最后引起产后无乳汁及闭经，称为"席汗综合征"。因垂体还调节其他内分泌腺——甲状腺、肾上腺皮质等的功能，故这类患者还有许多其他症状，如水肿、怕冷、毛发脱落、乏力、低血压、便秘、困倦等。症状轻重决定于被破坏的垂体组织体积的大小。由此可见，预防孕产妇分娩时出血是何等重要！

此外，垂体肿瘤除 PRL 瘤外，还有其他种类的肿瘤，如无功能细胞瘤、生长激素瘤、促肾上腺皮质激素瘤等，这些肿瘤也可压迫破坏垂体组织，或因激素分泌过度，影响 LH 与 FSH 的分泌，而引起闭经。

医生诊断上述疾病也需根据许多化验及影像学检查，除了查血 LH、FSH 外，还要查血甲状腺激素和促甲状腺激素、促肾上腺皮质激素和皮质醇等。患者必须认真配合医生完成抽血，耐心等候结果。

在第 47 问中提到的特发性垂体生长激素缺乏症引起矮小、性幼稚、原发性闭经也属于垂体性闭经。

86. 怎样治疗垂体性闭经？激素补充治疗是否有害或会"上瘾"？

治疗措施应针对不同病因而选定。垂体肿瘤则应请神经外科及内

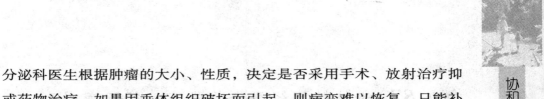

分泌科医生根据肿瘤的大小、性质，决定是否采用手术、放射治疗抑或药物治疗。如果因垂体组织破坏而引起，则病变难以恢复，只能补充相应的各种激素，代替自身的激素行使生理功能，使各种症状减轻，月经恢复，患者重返工作岗位。这种治疗称为"激素替代治疗"。

不少患者一听"激素"，即误认为都有害于健康，不敢服用。这是一种误解，可能将"激素"误认为就是"肾上腺糖皮质激素"（如泼尼松）。有的患者服用泼尼松剂量过大，会引起肥胖等不适。其实激素是人体内各种细胞之间传递信息的化学物质，其目的是协调生命过程中复杂的代谢和功能，以保证健康地运行。传统的激素含义限于几个内分泌腺（脑下垂体、甲状腺、甲状旁腺、肾上腺、性腺、胰岛）所分泌的物质。目前认识到内分泌细胞种类很多，集中分布者形成内分泌腺；散在分布者几乎遍布全身。包括神经系统、心血管、肺、肝、肾、胃肠道、皮肤、脂肪组织、免疫细胞。因此人体若无激素即难以生存，关键是激素的量要适度，过多或过少都会致病。必须有适应证时医生才能给患者用激素，而且要通过检查血激素浓度调整剂量到适当水平。垂体性闭经即是激素过低的一个例子，此时若补充适量的激素则有益而无害，而且往往需要终身服用。具体药物包括左甲状腺素钠、泼尼松片、雌激素片及孕激素片等，剂量及用法由医生决定，不可忘服或自行改动。还需定期到医院复查血或尿，以调整用量到合适的程度，等到摸索出合适用量后，可长期服用。只要按时服药，月经可按月来潮，其他症状也会改善。

有些患者认为激素治疗须长期或终身服用是"上瘾"？这又是一种误解！所谓"上瘾"常见于服用鸦片等毒品后，一旦停用将出现一系列戒断症状，使服用者痛苦万分难以忍受而不择手段地再服用得到欣快感。激素治疗须长期或终身服用的原因是所患疾病是慢性病，不能自愈，停用后无戒断症状，只是激素缺乏的症状再现。激素治疗是补充体内之不足使正常生理功能得以运转。

87. 垂体性闭经患者想生育，能治疗吗？

回答是可以的。20 世纪 60 年代药学家们从绝经后妇女及孕妇的尿中分别提炼纯化，得到了含 LH 与 FSH 的针剂，即人绝经期促性腺激素（简称 HMG）及含人绒毛膜促性腺激素（简称 HCG）的针剂（皆有国产制剂）。前者给患者肌内注射后，可代替自身垂体，刺激卵巢内卵泡的发育；后者有类似 LH 的作用，卵泡发育成熟后，有促进排卵及支持黄体功能的作用。一般在注射 HCG 后 24 小时起争取有 2～3 次性交可获妊娠。这也是一种激素替代治疗。

HMG+HCG 促生育治疗只对本疗程有效。每个疗程妊娠的可能性为 20%左右。为什么这么低呢？这是因为人类生殖效率仅约 20%，换言之，一对正常夫妇有正常的性生活，每个月经周期中，妊娠的可能性仅约 20%。因此，促生育治疗的生殖效率不可能超出正常的效率。尽管如此，如做多疗程治疗，累积妊娠率可达 50%。该药对胎儿无害。畸胎率不高，但流产及多胎率约 20%，略高于正常。

HMG 促生育最令人感到困难的是：可能会引起"卵巢过度刺激综合征"。这是因为，不同个体所需 HMG 的有效剂量差异很大，有效刺激卵泡发育的剂量与引起过度刺激剂量之间的差距又很小，因此摸索每个患者的合适剂量是十分困难的。医生需要通过多次检查盆腔超声及血雌二醇浓度，严密监测卵泡生长发育，以决定用药与否及剂量增减。尽管如此，过度刺激仍时有出现，轻度发生率为 20%，重者为 1%。这种情况的表现是卵巢过度增大，内含过多的黄素化囊肿；血内雌、孕激素水平过高，使血管内的液体外渗到腹腔、胸腔内，严重者可腹胀，有腹水、腹痛、恶心、呕吐甚至胸水、呼吸困难、少尿、血黏度过高、血栓形成等症状，以致影响生命。因此，必须在医生指导下用药，用药时应按时复查，按医嘱用药，以免出现危险。

综上所述，HMG 促生育常常需要较高的代价（包括时间及金钱），冒一定的风险及失败的可能，患者要予以理解。尽管如此，许多垂体性闭经不育患者经治疗后获得健康婴儿，使家庭生活更为美满。

88. 下丘脑闭经的病理生理改变是卵巢轴功能逆转到青春发育前的状态

因 GnRH 缺乏或脉冲分泌异常可引起下丘脑闭经。凡在垂体水平以上的脑内疾病所引起的闭经皆属此类，其病因可分成两类：

（1）下丘脑器质性疾病：如肿瘤、脑炎、结核或脑外伤后，先天性 GnRH 缺乏等。与第 47 问中引起原发闭经的疾病大致相同。

（2）下丘脑功能失调：见于精神紧张、营养不良而体重过低、运动过度、神经性厌食症、全身其他系统的严重病症等。功能失调而引起的下丘脑性闭经为最常见的闭经。例如，有些妇女因改变了生活环境（如出国留学，频繁出差等）或受到各种精神刺激（如失恋、高考落榜、丧母、工作不顺心等），或体格刺激（如减肥、重病、手术、外伤），或口服避孕药等。月经停止来潮，即属于下丘脑闭经。轻者经过一段时间可自行恢复月经，重者则病程很长。

为什么上述因素会引起下丘脑功能失调？高级神经中枢对下丘脑有复杂的神经和体液的调控，在机体处于身心不佳的状态时，高级神经中枢对下丘脑的抑制作用增强，使卵巢轴的功能逆转到青春发育前的状态，以避免妊娠加重机体的负担，也可以认为这是机体的一种自然保护机制。这一点已由著名生殖医学奠基人 SSC Yen 的研究所阐明。但常常不被人们认识。第 37 问中介绍正常青春发育期卵巢超声形态可为"多卵泡卵巢"，易误诊为多囊卵巢综合征，有些医生会给下丘脑闭经的患者口服避孕药治疗，这会加重对下丘脑的抑制，不利于自身卵巢轴功能的恢复，是不妥当的（见下例）。下丘脑性闭经和多囊卵巢综合征的重要鉴别点是：前者血 FSH 浓度高于 LH 浓度，而

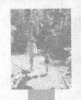

且无高雄激素血症及其引起的症状。

这样的患者到医院看病时需要仔细想一下闭经前有无什么可能的诱因，或体重、食欲等有何改变。医生也需要进行一些血激素检查帮助明确病因。

下丘脑性闭经患者的治疗也需针对不同病因。患者自身的心理疏导减压、生活工作方式的调整、改变思维模式以解脱现实的困境，保持乐观豁达的情绪等十分重要，医生可给予雌、孕激素治疗，使月经来潮。若情况好转后要求生育时，轻者可用氯底酚，重者可采用HMG+HCG促排卵。此外还可采用GnRH脉冲治疗促排卵。

北京协和医院1994年分析了169例血LH、FSH水平正常或低下，PRL正常的闭经患者，结果垂体性闭经仅占14.2%，包括特发性垂体矮小症、垂体生长激素瘤、席汗综合征、原发性空鞍症及全垂体功能减退。其余85.8%为下丘脑性闭经。其中器质性疾病（Kallmann综合征、脑炎、脑外伤、脑积水、颅咽管瘤等）引起者仅占11.2%，绝大多数是功能性下丘脑性闭经（应激、厌食、消瘦引起）。

【例】李某，22岁，未婚，2007年6月24日初诊，12岁初潮后周期正常，2003年高考落榜后复读，次年考入大学第2个月起闭经。孕激素试验无撤退出血。2004年起间断炔雌醇、安宫黄体酮治疗有撤退出血。2006年当地查血LH 7.6IU/L，FSH 7.3IU/L，雌二醇10.5pg/ml，GnRH试验FSH峰值20.9IU/L＞LH峰值11.8IU/L，盆腔超声检查：子宫内膜0.2cm，双侧卵巢卵泡各5~6个，诊断为多囊卵巢综合征。开始口服避孕药、中药治疗。

我院查体：体重指数正常，无多毛。血LH 2.6IU/L，FSH 5.9IU/L，雌二醇19.3pg/ml。盆腔超声检查：子宫内膜0.8cm，双侧卵泡7~8个，诊断下丘脑性闭经，给予孕酮试验无撤退出血。改雌孕激素周期序贯治疗，连续应用多次，撤血由少渐增多。白带也增多。每6个周期试停药复查血激素浓度和超声。观察3年的过程中雌激素的剂量逐渐减少，说明自身卵泡发育逐渐改善。2010年1月停

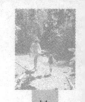

用。2010年3月起，月经恢复正常。2010年4月，BBT双相，2013年结婚，2013年12月怀孕，患者心情一直平稳快乐，锻炼身体，先后获三好学生，考博士研究生、毕业都未耽误。

点评：此例高考落榜后闭经，血FSH水平和GnRH刺激后峰值皆高于LH。因此不是多囊卵巢综合征，而是下丘脑性闭经。选用口服避孕药只会加重对下丘脑的抑制。因是Ⅱ度闭经，先用雌孕激素替代治疗，每6个月停药复查，发现卵泡发育程度逐渐改善，最终月经自行来潮并排卵，自然妊娠。由此可见鉴别诊断何等重要。

89. 什么是促性腺激素释放激素（GnRH）脉冲治疗？

第18问中已介绍正常妇女的下丘脑GnRH分泌呈脉冲式，早卵泡期每60~90分钟有一次脉冲式分泌。只有这样间断地刺激，才能促使垂体分泌适量的LH与FSH，从而有效地刺激卵巢内卵泡的发育。如果持续GnRH分泌，反而会抑制垂体LH与FSH的分泌，最后引起闭经。下丘脑性闭经是GnRH缺乏或脉冲节律分泌异常所引起。治疗的对策应是恢复正常的GnRH脉冲分泌，GnRH脉冲治疗就是根据这个原理设计的。

GnRH为含10个氨基酸的十肽物质，已由药学家们人工合成，制成低压冻干的针剂。采用GnRH促使卵泡发育及排卵，必须模拟生理的节律，每60~90分钟给一次药，24小时内不停，这样持续至少两周，卵泡才会发育到成熟阶段。因此，医生需使用一种由电池启动的定时注射泵，将GnRH用适量含抗凝剂的无菌生理盐水溶解后，置入注射泵的空针内，与固定在手背皮下静脉内的头皮针穿刺管道相连，才能自动地按时按量注药。这种装置需由患者日夜携带两周左右，直至卵泡成熟及排卵后2日止。而且要经常注意头皮针尾有无血液回流及通道阻塞。故常需住院治疗，以便医生护士及时观察注药情况。在用药一周后起也需要检查宫颈黏液、盆腔超声及血雌激素水平，以了解卵泡发育情况。等到卵泡成熟时则可回家行性生活。B超检查显示排卵后两日，即可停用脉冲治疗，改用肌内注射 HCG，每周两次共 3~4 次，以支持黄体功能。如果排卵后 18~20 天，BBT 未降，应及早化验血 HCG，早期诊断妊娠。

GnRH 脉冲治疗每疗程妊娠率也仅在 20% 左右，但多疗程治疗后累积妊娠率可达 50%。这种治疗的优点是安全，一般不发生过度刺激综合征。缺点是比较麻烦，日夜携带头皮针及注射泵，可能会造成生活上诸多不便。有时穿刺部位可因凝血而堵塞，需反复穿刺，或血管刺破形成小血肿等。另外对重症下丘脑性闭经患者疗程可能很长，因此所需代价较高。

在进行 GnRH 脉冲治疗前，为了解垂体的敏感性，一般先做一次 GnRH 兴奋试验。如果反应差表示病情较重。若用 GnRH 脉冲治疗，疗程需很长。

北京协和医院 1988 年报道采用 GnRH 脉冲治疗下丘脑性无排卵不育 27 例 36 周期，结果 25 例排卵，9 例妊娠（33.3%）。

90. 妇女口服短效避孕药或做绝育手术后会不会引起闭经？

回答是可能的，但并不常见。有人统计 2 万名服短效避孕药的妇女中，停避孕药后发生闭经的概率为 0.22%。服避孕药前有过月经不规则或闭经的妇女，停避孕药后发生闭经的概率较高。因此，闭经可能与服避孕药前某种潜在的异常有关，也可能是避孕药本身引起的异常。这类闭经也属于下丘脑性闭经。多数情况下，月经往往能自然恢复。

还有少数服避孕药的妇女在停药后，同时出现闭经泌乳，化验显示血泌乳素水平轻度升高，这种情况与单纯闭经一样，可能与服避孕药前潜在的异常有关，也可能是避孕药本身引起的异常。一般也能自然缓解，但也要小心检查，以除外有无垂体 PRL 瘤的可能。

至于绝育手术后，一般不会发生闭经，因为绝育手术只是将输卵管切断结扎，一般不会影响卵巢的血液供应。偶尔见到绝育术后的妇女闭经，是否与手术有关，很难断定。这时仍然应该通过化验血生殖激素的浓度，明确闭经的病因。

近年来对于不育妇女输卵管手术后是否影响卵巢功能的研究显示有可能产生不利的影响。也许这些不育妇女手术前卵巢的储备就差，或者是手术时损伤卵巢血液供应。对于完成生育任务的绝育妇女而言，应该不存在这个顾虑。

【例】秦某，35 岁，2012 年 10 月 23 日初诊，初潮后月经正常，25 岁婚后服短效口服避孕药 1 年余后月经稀发，5 天/2～4 个月，量少，体重长 20 斤；27 岁起不避孕未孕，被诊为多囊卵巢综合征，药物无效，30 岁体外受精胚胎移植后怀孕，顺利分娩。产后喂乳 14 个月，产后月经正常 2 年，33 岁起月经 3～4 个月 1 次，服用达因-35（炔雌醇环丙孕酮片）治疗至今。既往（-），姑姑糖尿病。

查体：体重指数 29.7，面似肿，腋毛少，其他（-）。甲状腺功能正常，血甘油三酯稍高。

处理：停达因-35 1 个月后查血 LH 5.2IU/L，FSH 6.0IU/L，E_2 41pg/ml，PRL、T、血糖和胰岛素正常。诊断：下丘脑性闭经。测试 BBT 1 个月单相，血孕酮 0.5ng/ml，确认无排卵。给予微粉化黄体酮 0.2g/d，连续 3 天，停药后有撤退出血 4 天。以后同法处理 2 个月。第 4 个月用黄体酮停药后 37 天无撤血，血 HCG 证实已怀孕，现已分娩 1 女婴。

点评：此例为避孕药后下丘脑性闭经被误诊为多囊卵巢综合征。甚至行试管婴儿治疗才怀孕。产后又以达英 35 误治，停药后仅以孕酮撤退 4 个月即自然妊娠。

91. 什么是月经稀发？是否需要治疗？

第53问中已介绍了月经周期在36天~6个月之间者为月经稀发。

其原因可能是卵泡发育迟缓，以致迟迟不能达至成熟阶段。其中有些患者可以是稀发排卵，从BBT记录可发现每隔40余天或2~3个月排1次卵，这种月经仍为有排卵性月经，月经虽稀，但其量及持续时间可仍正常。另外一种情况是卵泡发育受阻，未达充分成熟阶段前即退化闭锁，而引起无排卵月经，经量可多可少，也可淋漓不断，BBT记录显示为单相型。

月经稀发常常伴有超重或肥胖（见第95问），医生应注意全身健康情况的变化，必要时需化验检查血糖、胰岛素、血脂、血压。

稀发排卵引起的月经稀发常常会使怀孕的概率减少。如果患者希望生育，则应用促排卵药物治疗以促进生育。若不要求生育，周期时间不长于2~3个月者，可不必治疗，但仍需要避孕。如为无排卵性稀发月经则更需要应用促排卵药物促进生育，不要求生育者则每1~2个月口服孕激素10天，使子宫内膜脱落出血一次，以预防子宫内膜增生。由此可见，月经稀发患者应该到医院检查，然后根据不同情况进行治疗。

对于一贯月经按月来潮，突然有一次月经后延后又有出血者，更应及时进行检查，因为有可能是异常妊娠所致，必需及早查明原因，以免延误病情。

 92. 什么情况可以引起月经量少？

第53问中已介绍月经期短于3天或经量少于5ml者为月经量少。

与闭经的病因一样，月经少可由子宫或卵巢的疾病引起。第76问中列举的引起子宫性闭经的原因，若造成部分子宫内膜瘢痕化，那么临床可表现为月经过少。卵巢疾病常见于各种原因引起的卵巢无排卵性出血，因为无排卵时，雌激素水平波动可引起小片子宫内膜脱落。

若是子宫内膜疾病所致者，患者的 BBT 曲线及晚卵泡期雌激素、黄体中期孕酮水平都正常。宫腔镜检查可发现内膜薄，有瘢痕或粘连。此种情况可能影响孕卵着床而不育，治疗较困难。瘢痕化的内膜难以再生，但也无更严重的后果。可以服些活血的中药，做盆腔理疗促进局部血运，或许有效。有时内膜病理检查可发现为结核，则应行规范的抗结核治疗，月经量有可能增多。若月经少内膜薄而要求生育，大剂量雌激素较长时间刺激或许能帮助内膜再生，但也须注意血栓等并发症。

若为无排卵出血所致月经少，则用孕激素治疗后月经量即会增多。

【例】刘某，26 岁，已婚，月经少 7 年。14 岁乳房发育，19 岁月经初潮起经量少，只用护垫 1 天即净。周期 30 天，无痛经。既往 19 岁曾患肺结核，抗结核治疗半年。妇科检查见子宫小。血 FSH1.3IU/L，LH 3.7 IU/L，E_2 253.3pg/ml，P 25.4ng/ml，PRL，T 正常。盆腔超声子宫 3.3cm×3.3cm×3.2cm，内膜 0.4cm。宫腔镜检查：宫腔 6cm，中部致密粘连，双宫角可见。侧壁少许内膜。行粘连电切、扩宫、刮宫、放置 T 形环。内膜病理：鳞状上皮黏膜及纤维组织显慢性炎症。术后给予口服戊酸雌二醇 9mg/d，3 个月后再随诊。

93. 什么是宫腔粘连症？

有的患者月经量少或闭经伴有痛经，疼痛为阵发性，如子宫收缩样，甚为严重。这提示宫腔内可能有粘连而阻挡了经血外流，常常发生在人工流产或刮宫、手取胎盘、肌瘤剔除术、子宫动脉栓塞术后，或子宫内膜结核、炎症后，称为"宫腔粘连症"。

宫腔镜检查是诊断宫腔粘连症的金标准。学者们还根据粘连累及宫腔的范围、粘连类型（膜状或致密）、是否累及输卵管开口、月经类型（正常、少、闭经）、孕产史（不孕、反复流产、无不良孕史）对疾病的程度进行判断分类。

宫腔粘连伴有严重痛经需急诊处理。医生常常在疼痛发作时，用一根无菌的探针自宫颈口插入，试探宫腔，往往会感觉到有阻力及粘连。探针插入可分离粘连，当时即可见经血外流，患者疼痛可立即减轻。为防止再次粘连，医生常常将避孕环置入宫腔内，还给患者口服一些雌激素，希望促使内膜上皮能覆盖宫腔的瘢痕组织。观察 2~3 次月经，若月经量增多或痛经消失，即可取出。由此可见，多次人工流产的危害性极大，有时甚至不可补救。当然，人工流产后还可直接或间接引起卵巢功能暂时低落而引起闭经，但多数能慢慢恢复。

如第 92 问中病例，子宫内膜损伤重即使有粘连也可无痛经。表现为月经少甚至闭经。

94. 妇女的体重与月经、排卵之间有无相关关系？

回答是有关系的。第 35 问中介绍了女孩青春发育期的重要变化之一是体重及身体组成的改变。整个青春发育期体重几乎增加一倍。女子体内脂肪量增加 122%，其总量为男子的 2 倍，肌肉量只增加 44%，总量为男子的 2/3。脂肪与肌肉量的比值由 1/5 增加至 1/3。著名的美国人口环境学教授 Frisch 报告，身高 1.65 米的少女，体重至少要达到 49kg，体内脂肪量必须达到体重的 17% 时月经才可能开始来潮，被称为临界体重（体脂）；而建立规则的排卵月经时，体内脂肪量必须达到体重的 22%~26%。这些脂肪主要分布在乳房、腹部及髋、臀部。

还有许多现象亦证明，体重或体内脂肪量适当是维持正常卵巢功能的必要条件。例如，19 世纪西方国家少女月经初潮平均年龄为 15.5 岁，而现在为 12.6 岁。这与西方国家经济发达后营养充足，体重增加提早有关。我国城市少女初潮年龄亦有提早的趋势。又如，胖的女孩初潮早，消瘦者则迟。有的少女患神经性厌食症，体重下至一定程度月经即停闭，这似乎是一种生理性避孕。因为，体重过低时不能胜任妊娠及分娩的负担。

医学上通常以身高（厘米）减去 105，即得出平均标准体重（千克）。实际体重与平均标准体重相差正负 10% 范围以内，都应视为正常。还有一种方法是以体重指数（BMI）即体重（kg）/身高（m²）表示，BMI = 19~24 时视为正常。

95. 什么是肥胖？它对月经有什么影响？对健康有什么害处？

医学上将实际体重在平均标准体重的 120% 以上，或 BMI>25 视为肥胖。引起肥胖的原因很多，如遗传因素、肾上腺皮质疾病、卵巢疾病、脑病、糖尿病等。有研究显示，父母双方皆为肥胖者，后代肥胖的发生率为 73%；父母有一方是肥胖者，则发生率为 41%；父母双方均不肥胖，发生率则为 9%。

最常见的是单纯性肥胖，这可能与生活方式、饮食习惯有关。长期摄入食物所产生的热量超过机体活动所消耗的需要，剩余的热量就会转化为脂肪贮存在体内。肥胖者体内脂肪过多，脂肪间质细胞中的芳香化酶活性高于正常水平，它将体内雄激素转变为雌激素（主要是雌酮）的量为正常体重者的 2~5 倍。不仅如此，肥胖者雌激素的主要代谢产物，仍然为具有生物活性的雌三醇。这两种来源的雌激素不像卵泡分泌的雌激素那样有周期性波动，因此不能诱发垂体大量释放 LH 与 FSH，形成血内 LH/FSH 峰，排卵便停止或稀发。月经则可稀发，淋漓或量多。体内高水平的雌激素长期作用，且无孕激素的对抗，易引起子宫内膜增生或腺癌。

肥胖妇女血内的有生物活性的游离雄激素水平也过度增高，造成面部、乳头旁或下腹中线的汗毛粗多而长。过多的游离雄激素还可抑制卵泡发育，引起闭经及不生育。肥胖者血内脂质及胰岛素水平往往过高，易引起动脉硬化、高血压、糖尿病或冠心病。这些内分泌代谢疾病可能会引起严重的后果。

96. 对肥胖及伴有月经不调的患者应做哪些检查？需行哪些治疗？

为了查明肥胖的原因，医生常常会嘱患者做许多检查，如肾上腺皮质功能检查（包括促肾上腺皮质激素，留24小时尿查游离皮质醇排出量，或上午8时及下午4时2次查血皮质醇浓度，了解其昼夜节律）、血胆固醇、甘油三酯、低密度脂蛋白胆固醇、高密度脂蛋白胆固醇等血脂的浓度检查，LH、FSH、睾酮、甲状腺功能、空腹及餐后2小时血糖及胰岛素测定，B超检查卵巢，肾上腺、头部MRI检查、子宫内膜活检等，其目的是了解有无肾上腺、卵巢、脑的疾病、胰岛素抵抗及糖尿病等。检查的过程约需耗时1~2个月。如果未发现异常，则可能为单纯性肥胖。

肥胖的治疗也应针对病因。如为糖尿病则用降糖药。肾上腺疾病如为肿瘤引起则需手术；单纯性肥胖则应控制饮食与增加运动；讲究合理的膳食，限制饮食中的热量；少吃含糖、脂肪及胆固醇的食品，多吃蔬菜、水果及含蛋白质、维生素的食物；适当增加活动量，以提高能量的消耗。具体运动方案应因人而异，循序渐进，并持之以恒。体重减轻的速度应控制在每周0.5千克左右，3个月减去原体重的5%，但往往难度较大。这是由于体内参与脂质代谢的遗传因素、酶、神经递质及个人生活方式往往难以改变。市场上有一些减肥药，尚待进行科学有对照的临床研究以检验其效果。

减肥有利于规则月经及排卵的恢复，亦会改善促排卵药的疗效，应该提倡。氯底酚对肥胖无排卵的妇女疗效较差，所需剂量比一般体重的妇女大。第87问中介绍的 HMG 疗法虽也可用于肥胖无排卵的妇女，但引起卵巢过度刺激综合征的可能性大，因此要慎用。对于不要求生育的无排卵患者，应每4~6周用孕激素10天，以对抗体内持续雌激素的作用，预防子宫内膜增生及腺癌。

97. 体重过低对月经有什么影响？

实际体重低于平均标准体重的80%或体重指数（BMI）<19时，应视为体重过低或消瘦。

其原因可因食物中营养热量不足，或胃肠道疾病导致营养物质吸收不良，慢性感染，肿瘤使营养物质消耗过多等。有些女子过分追求苗条体型，过度节食或采用不适当的方法减轻体重，亦会导致体重过低。

体重过低对身体亦有害，如体力、精力不足，易患呼吸道、消化道疾病、闭经及骨质疏松症等。体重过低时，由脂肪转换而生成的雌酮量减少，雌激素的主要代谢产物转变为有抗雌激素活性的"儿茶酚雌激素"。这些改变作用于脑内，使 GnRH 脉冲分泌受到抑制。就像逆转到儿童时期一样（见第88问），出现低雌激素性闭经。低雌激素状态使骨骼内钙质丢失加速，日积月累便会造成骨质疏松症。

体重过低者应到医院消化内科查明病因，及时治疗。在饮食方面应纠正挑食、偏食及吃零食过多的习惯，定时定量摄入热量足够、富有蛋白质及维生素的食物。同时进行适当的体育锻炼，增加食欲，改善消化功能，使体重增加至正常范围内。

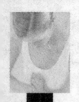

98. 运动与月经失调有关系吗?

上面已介绍肥胖与消瘦都可采用运动疗法,生命在于运动。运动的益处的确很多,它有利于健全神经内分泌的调节作用,改善心肺功能,降低血脂,促进肠胃蠕动及新陈代谢。坚持运动者不仅精力充沛、工作效率倍增,而且体型健美,能保持健康长寿。

但是运动强度过大或时间过长,亦会引起卵巢功能低落。如长跑或游泳的职业运动员、芭蕾舞演员中常发生月经失调,可表现为月经初潮推迟、月经稀发、闭经或不育。其发病原因是体格的应激及精神紧张导致消耗能量增多,加上个人某些饮食习惯使蛋白质、热量摄入不足,体脂消耗过大,体重过低所致。运动性闭经患者体内雄激素、泌乳素、阿片肽等水平往往增高,GnRH脉冲分泌节律异常,雌、孕激素浓度低下。若减少运动量或停止锻炼后,月经及排卵可能自行恢复。恢复所需的时间与闭经病程的长短有关。因此,运动必须适度,否则亦会对月经产生不利的影响。

99. 什么是两性畸形? 它是如何分类的?

第1问中已介绍人的性别是胚胎期由染色体决定的。染色体决定了性腺及内、外生殖器衍变的方向。第2问中介绍了人出生后有社会性别,青春期后有性激素、性心理性别。正常个体的染色体、性腺、内外生殖器、性激素、社会性别及性心理六方面的性别应是一致的。两性畸形即指上述各方面之间多种多样的不一致。

过去将两性畸形分为真、假两类:真两性畸形指一个人体内同时有卵巢及睾丸两种性腺。假两性畸形指染色体及性腺为女性而生殖器及性征为男型(女性假两性畸形),或染色体及性腺为男性而生殖器及性征为女型(男性假两性畸形)。前面第3问中介绍了孕期服雄激素引起的女胎男性化，第 45 问中提到了女性先天性肾上腺皮质增生症皆属于女性假两性畸形。第 50 及 51 问中提到的 46XY 型单纯性性腺发育不全症及 17α-羟化酶缺乏症皆为男性假两性畸形。近年主张按染色体、性腺、性激素三方面有无异常进行分类，这种分类方法比较能说明两性畸形的发病原因。

两性畸形患者按女性生活者常常会因原发闭经，女性征不发育或出现男性征而来医院就诊。因此，对有上述表现的患者还应想到两性畸形的可能。

100. 什么是真两性畸形？

真两性畸形患者体内同时有卵巢及睾丸两种性腺，他们可位于同侧性腺内，称为卵睾。也可分别位于两侧性腺内。内生殖器的发育与同侧性腺有关，若性腺为卵睾一般都有子宫，发育程度不一。外生殖器可为发育不良的混合型。出生时发现有小阴茎、尿道下裂、单侧阴囊及性腺。约 2/3 按男性抚养。青春期可同时有男女性征出现，甚至有月经来潮。染色体多数为 46XX，也可为 46XY 或以上两种的嵌合型。无 Y 染色体却有睾丸的解释是：SRY 基因易位、其他染色体突变等。

有以上情况的孩子生后应尽早到医院检查，化验血染色体及激素水平。确诊要靠腹腔镜或剖腹探查时行性腺组织活检。治疗应根据社会性别及患者要求，切除与社会性别不符的性腺，外生殖器行整形手术。真两性畸形按女性手术切除睾丸保留卵巢后，有生育的可能。

【例】任某，21 岁，社会性别女性，未婚，自幼阴蒂大，近 2 年增大明显。月经 16 岁初潮，规律，BBT 双相，身高 1.60 米，体毛如女性，子宫小，附件正常，染色体为 46XX/47XXY。经手术证实右侧为卵睾，诊断为真两性畸形。

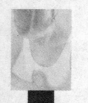
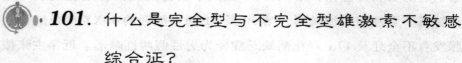

101. 什么是完全型与不完全型雄激素不敏感综合征？

完全型雄激素不敏感综合征（也称为睾丸女性化综合征）患者外生殖器为女性，生后按女性生活。青春期有乳房发育，但乳头发育差，腋毛、阴毛无或稀少，无月经来潮。经医生检查，发现阴道短，顶端为盲端，无宫颈及子宫。有的患者腹股沟或大阴唇处可摸到睾丸样肿物。化验染色体为46XY，血内雄激素水平与正常成年男性相近，雌激素水平高于正常男性。

为什么46XY的个体血内雄激素水平符合男性，没有男性化表现而却有女性性征呢？原来这类患者体内缺乏雄激素受体，机体对雄激素不反应；但雌激素受体正常，机体对雌激素的敏感性却高于正常男性。睾丸分泌的雌激素却能使乳房发育。这种疾病称为完全性雄激素不敏感综合征，也是一种男性假两性畸形，是通过遗传而得的。家族中可能有同样的患者。患者的睾丸无生精功能，不能生育。若腹股沟处未发现睾丸，则应剖腹探查切除腹腔内的睾丸，以免瘤变。

本病应与第78问中先天性无子宫、无阴道症相区别，后者染色体为46XX，而且雄激素水平符合正常女性，卵巢功能正常。

【例】兰某，19岁，社会性别女性，未婚。15岁乳房发育，未来月经；身高及指距皆为1.69米；乳头小；无腋毛及阴毛；小阴唇发育差，阴道长7cm，无子宫；血睾酮水平如男性，染色体46XY。诊断为完全性雄激素不敏感综合征。剖腹探查，有发育不良的睾丸及支持间质细胞瘤。

不完全型雄激素不敏感综合征是指46XY个体体内雄激素受体有部分缺陷，机体对睾丸分泌的雄激素有部分的反应，因此，这样的患者表现为发育不良的男性，如尿道下裂、无精、少精、不育；也表现为男性乳房发育。这类患者的社会性别常为男性，常常不会到妇产科就诊。

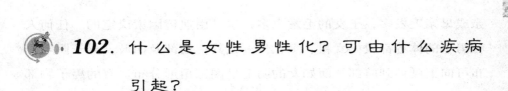

102. 什么是女性男性化？可由什么疾病引起？

妇女出现乳房变小、月经稀少或闭经、不生育、多毛、痤疮、声调低沉、喉结增大、颞顶脱发、阴蒂肥大等表现，或女孩出现异性性早熟（见第 45 问），称为女性男性化。这是由于妇女体内卵巢或肾上腺生成的雄激素大量地增加，作用于全身各器官而引起的。第 45 问中提到了先天性肾上腺皮质增生症所引起的女性异性性早熟症，就是女性男性化的一个病因。第 3 问中提到的女婴男性化是母亲服雄激素所引起的。除此以外，罕见的情况有：卵巢或肾上腺生长了能分泌雄激素的肿瘤。

出现女性男性化是一种严重的现象，应尽早到医院检查。幼年时发病，还应怀疑两性畸形。行染色体检查及血内激素化验是必不可少的。若是肿瘤所致者，一般病程较短，进展较快，超声或 CT 可发现肿块。这种情况需立即手术切除肿瘤，便可使男性性征消失，恢复女性性征。

北京协和医院 2012 年总结了 40 例卵巢支持间质细胞瘤的临床病理特点，其中 25 例（62.5%）显示男性化征。血睾酮平均水平 16.8nmol/L，肿瘤直径 2.8~30cm，经手术及化疗后，37 例平均随访 70.4 个月，36 例无瘤存活，仅 1 例术后 18 个月死于糖尿病肾功能衰竭。

103. 妇女体表毛发的分布与男子有什么不同？为什么？

人类不同种族体表毛发的密度差异很大，地中海地区人种毛发的密度大于欧洲、美洲人种，东方人种毛发的密度最低。有的家族内父亲或母亲毛发多，子女的毛发也多，这是由遗传因素决定的。任何人种男子的体毛都较妇女粗、多且长，尤其在面部及四肢，男子阴毛分布可向上延伸到脐部，而妇女的阴毛呈倒三角形分布。有的男子胸部也多毛，头顶部秃发，这在妇女中不出现。

除手掌及足底外，男女之间身体各部毛囊密度是相同的，为什么体毛分布有上述性别差异？①毛发自身生长周期的长短不同：头皮毛发的再生期约3年，而面部毛发的再生期只有4个月，因此，头皮毛发较长。②男女之间体内雄激素水平的差异很大：第8问中介绍了妇女体内雄激素来自卵巢和肾上腺的合成和分泌，主要是睾酮。其生成速率约为成年男子的3%，血内浓度为成年男子的8%。睾酮经血液循环分布到皮肤毛囊，经5α-还原酶的催化，转变为双氢睾酮，由它刺激毛发生长加速。雌激素能对抗雄激素作用，使体毛生长减慢。高浓度的雄激素则能刺激面部、乳晕周围、下腹部等处毛的生长。③妇女体内低水平的雄激素刺激与腋毛、阴毛、前臂及小腿毛的生长有关。④眉毛、睫毛及头发的生长与雄激素无关。⑤头顶部头发的生长受雄激素的抑制。根据上面介绍的毛发生长的调节机制，便可理解男女之间体毛分布的差异。

104. 什么原因可引起妇女多毛症？怎样诊治？

妇女体表毛发与同种族、同年龄的妇女相比较，过多、过粗、过长，常出现在口唇上方、下颌、乳晕周围、脐下正中线、大腿内侧、肛门周围等，即称为妇女多毛症。

根据103问中所介绍的毛发生长的调节机制，可以认为妇女多毛是由于体内雄激素过多，对毛囊刺激过强所致。第102问中提到的引起女性男性化表现的疾病都可引起多毛。此外，妇女多毛还可见于多囊卵巢综合征及特发性多毛症。特发性多毛者有多毛，但血内雄激素

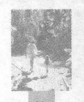

水平正常，月经与生育功能正常，这是由于毛囊对雄激素敏感性及利用率过高造成的。因此，女性多毛只是一种症状。医生需通过详问病史、查体、测 BBT、B 超检查、化验血或尿及一些功能试验，才能查明女性多毛的原因。

妇女多毛是一种十分令人苦恼的症状，不仅影响美容、仪表及社交，还可能影响恋爱及家庭幸福。不少年轻的患者专程为此就医。医生的对策首先是查明原因。若有肿瘤应手术切除；若为先天性肾上腺增生症应服泼尼松或氢化可的松治疗；若为卵巢内雄激素生成过多，则用口服避孕药达因 -35（炔雌醇环丙孕酮），抑制卵巢雄激素的生成。也可用在毛囊局部抗雄激素药如螺内酯（安体舒通），以阻断雄激素对毛囊的刺激。5α-还原酶抑制剂，非那雄胺（即保列治）可抑制双氢睾酮的生成也有疗效。后 2 种药可能有致畸作用，用药期间必须避孕。

上述激素治疗需在服药 3～6 个月后才逐渐显效，因为只能使新长出的毛变细、变少、变软，对已长出的毛无效。停药还可能复发。其他还可用脱毛剂、电解毛囊等物理方法治疗，可收到暂时的功效。皮肤科还提供波长 755μm 的紫翠宝石激光治疗，作用是破坏毛囊以达到治疗多毛的目的。多毛广泛时须分次进行，照射时间为千万分之一秒，皮肤不留瘢痕。

105. 什么是多囊卵巢综合证？

自 1935 年 Stein-Leventhal 首先提出闭经、多毛、不育、卵巢多囊样变的四联征至今已近 80 年。当时以卵巢的组织学形态将本症命名为"多囊卵巢综合征"。20 世纪 70 年代起激素放射免疫测定研究显示本症主要是轻度高雄激素血症引起；而且高雄激素主要来自卵巢，使卵泡发育中止导致月经及排卵异常、不生育。另约 50% 的患者可有肾上腺合成分泌雄激素水平过多。高雄激素血症可引起多毛和痤疮，但不引起男性化。20世纪80年代后利用超声成功观察到卵巢多囊样变的形态。但不是所有患者都有以上诸表现。在多囊卵巢综合征患者中月经及排卵异常约占90%，以稀发月经最常见，闭经和不规则出血次之；多毛约占70%，痤疮约25%，血总睾酮升高约占30%。当时学术界认为这是一种异型性的生殖内分泌紊乱综合征。

20世纪90年代后研究者们陆续发现本症还可存在一系列代谢障碍：如40%~50%患者有胰岛素抵抗或内脏型肥胖或至少1项血脂异常（血甘油三酯升高、高密度脂蛋白降低）。约20%有糖耐量减低，15%有代谢综合征，<10%有2型糖尿病。其他还可有非酒精性脂肪肝病、血管内皮功能异常、血流动力学改变（高血压）、系统性炎性指标升高等，成为2型糖尿病、动脉硬化性心血管病的危险因素。因此，现代多囊卵巢综合征的概念已大大扩展，有学者提出应改名为"女性生殖代谢综合征"。涉及本症的医学领域已从妇产科扩展到儿科、皮肤科、内分泌科、心内科、老年医学科。

106. 什么是"多囊卵巢证"？

多囊卵巢是超声检查对卵巢形态的一种描述，也可说是一种体征。国际上公认多囊卵巢超声相的定义为：从横径、纵径、前后径三个截面显示：一侧或双侧卵巢内直径2~9mm的卵泡≥12个，和（或）卵巢体积≥10ml（卵巢体积按0.5×长径×横径×前后径计算）。探头经阴道观察较经腹壁检查更为清晰。服用避孕药会干扰上述形态。有报道显示，根据B超声检查卵巢呈多囊样的发生率在月经稀发患者中占80%~91%，闭经患者中占26%~38%，无排卵患者中占57%，女性多毛患者中占70%~92%。

"多囊卵巢征"并非多囊卵巢综合征所特有。正常育龄妇女中20%~30%可有多囊卵巢的超声相。多卵泡卵巢也可见于下丘脑性闭经、高泌乳素血症及生长激素肿瘤等。多囊卵巢综合征患者中75%~

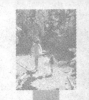

91%可见到多囊卵巢征。因此多囊卵巢征不等于多囊卵巢综合征。

此外超声检查有时还可看到一种卵巢形态称为"多卵泡卵巢"。其定义是：卵巢体积正常，3个截面可见到5~10mm卵泡，一般>5个，但<10个，分散在基质中。这是正常青春发育过程常见的形态，但有时也会与多囊卵巢征混淆。

107. 除多囊卵巢综合征外，还有其他疾病引起高雄激素血症或高雄激素的症状或排卵障碍吗？

回答是肯定的，而且类似疾病很多，医生必须进行鉴别以避免误诊误治。但是多囊卵巢综合征占所有高雄激素血症的90%以上。现列举如下：

（1）先天性肾上腺皮质增生症，21-羟化酶部分缺乏症。在第45问中已经介绍。此病有一类患者在青春期后才发病，临床表现与多囊卵巢综合征无法区别。医生只能通过化验血17α-羟孕酮浓度鉴别。

（2）卵巢或肾上腺分泌雄激素肿瘤。需要通过影像学检查发现和诊断。

（3）皮质醇增多症。

（4）高泌乳素血症。

（5）特发性多毛症。

（6）垂体生长激素肿瘤。

（7）药物性高雄激素症。

能引起排卵障碍的疾病可有：功能性下丘脑性闭经、原发性卵巢功能减退及卵巢早衰、甲状腺功能异常。

108. 什么原因引起多囊卵巢综合证？

本症是多元性疾病，不同患者可有不同的病因。目前的认识是多基因遗传及遗传因素与环境因素相互作用的结果，其详细机制尚未搞清。发病的危险因素中与遗传有关的如：家族中有 2 型糖尿病、高血压、肥胖、早发冠心病、性毛过多、多囊卵巢综合征的患者。与出生前后的环境有关的有：出生体重符合巨大儿（≥4000g），或低出生体重儿（足月胎儿<2500g），或小于胎龄儿。生后不良的生活方式（如高能量饮食、少运动）；接触环境有内分泌干扰物如双酚 A（存在于塑料制品、装潢材料等）；精神应激、服用抗癫痫药丙戊酸钠等。

在门诊患者常询问自己的病是怎么得的？以上表述显示本症发生的复杂性。

109. 怎样诊断多囊卵巢综合征？它是否很常见？

本症的诊断没有金标准，医学上是通过权威专家们广泛讨论达成共识后决定。近 80 年来经历了多次演变。20 世纪 80 年代前是根据 Stein-Leventhal 提出的四联征诊断。1990 年美国国立卫生研究所（NIH）和儿童健康人类发展研究所在研讨会上达成的共识为：①持续无排卵或稀发排卵所引起的月经紊乱；②高雄激素血症及其引起的症状（多毛、痤疮）。具备以上 2 个条件后，还要排除第 107 问中所列举的所有类似疾病后才能确诊为本症。习惯上称之为"NIH 标准"或"经典标准"。

20 世纪 90 年代后盆腔超声多囊卵巢征的意义被广泛认可后增加了无创的指标。2003 年在鹿特丹召开的美国生殖医学协会和欧洲人类生殖胚胎协会研讨会上对修改本症的诊断标准再次达成了共识，形成了"鹿特丹标准"。除 NIH 标准的 2 条外，增加了第 3 条，即超声的多囊卵巢征（见第 106 问）；并规定以上 3 条中符合 2 条，并排除了第 107 问中列举的所有疾病后，才可诊断为多囊卵巢综合征。

鹿特丹标准扩展了本症的范畴，除了经典标准型患者外，增加了"无高雄激素血症型"和"规律排卵型"。为此引起了争议，尤其是"国际雄激素过多症协会"又提出了自己的诊断标准，否决了"无高雄激素血症型"。我国大陆妇科内分泌界又对"规律排卵型"持怀疑态度，这型患者肯定不到妇产科就诊。

多囊卵巢综合征是否很常见？这与诊断标准相关。国内外大样本女性人群流行病调查结果显示：按照经典标准诊断的患病率为 6% ~ 8%。如果按照鹿特丹标准诊断，有学者估计患病率将增至 10%。但是在城市大医院妇科内分泌门诊，本症是最常见的引起月经紊乱的疾病之一。北京协和医院 20 世纪 80 年代的资料多囊卵巢综合征在无排卵不育患者中约占 40%。近年北京医科大学附属第三医院牵头的流行病学调查显示中国大陆妇女中本症的患病率为 6%。

110. 怎样诊断青春期少女的多囊卵巢综合征？

多囊卵巢综合征常在青春期发病，然而正常青春发育的生理变化酷似本症。如初潮 2 ~ 4 年内，各约有 50% 及 30% 是无排卵月经，可出现不规律，正常少女中约 80% 有轻度一过性痤疮及生理性胰岛素抵抗，少女经腹超声检查观察欠满意，与"多卵泡卵巢"易混淆。有些少女小腿或前臂体毛稍多与雄激素并无关系。随着年龄的增长，绝大多数少女排卵功能逐渐建立，出现规则月经。因此 18 岁以前哪些是本症的预告指标？有研究显示月经稀发和肥胖是持续无排卵演变为多囊卵巢综合征的主要危险因素，因此认为对难治的肥胖、黑棘皮症、多囊卵巢综合征或肥胖或糖尿病或高血压家族史、出生体重过高或过低、性毛早发育等情况的少女应高度怀疑本症，尽早处理。

2012 年美国生殖医学协会和欧洲人类生殖胚胎协会发表了青春期本症的诊断标准共识，规定必须具备鹿特丹标准的 3 个条件：即稀发排卵或无排卵至少到初潮后 2 年，高雄激素血症或进展性多毛，超声下卵巢体积>10ml（不强调卵泡数目）。同时排除第 107 问中列举的所有疾病后，才可诊断为多囊卵巢综合征。对疑似患者可先治疗相应症状（如调经，减重，治疗多毛，心理治疗，胰岛素增敏剂），随诊到成年再评估。

由上可见，如何做到既不漏诊，又不过度诊断是个复杂的问题和过程，绝不是根据一次超声检查定论。医生要十分严谨，不要轻易给患者戴上多囊卵巢综合征的帽子。这是因为一旦诊断，对患者将是个不小的负担：不育、子宫内膜癌、肥胖、2 型糖尿病、脂质紊乱、高血压、心脑血管病风险增高；女儿、姐妹患本症的风险增高；无根治方法，须长期对症治疗。另外，本症中还分一些亚型：如经典型、无高雄激素型、稀发排卵型、肥胖与非肥胖型、有或无胰岛素抵抗、糖耐量低减、代谢综合征型。不同亚型对身体的危害不同。如何区别对待显得格外重要。

111. 什么是胰岛素抵抗？它与糖尿病是什么关系？什么是代谢综合证？

胰岛素是机体进餐后促进肝脏、脂肪、肌肉等器官摄取利用储存葡萄糖，维持血糖正常最重要的激素。胰岛素抵抗是上述诸器官摄取利用葡萄糖的效能减低，机体代偿性分泌更多的胰岛素才能维持血糖在正常范围，出现高胰岛素血症。这样加重了胰岛的负担。某些患者常常由于遗传因素胰岛细胞储备不足，分泌耗竭，临床做 2 个小时糖耐量试验就会出现服葡萄糖 2 个小时后血糖过高（>7.8mmol/L，称为糖耐量低减，即糖尿病前期）或空腹血糖过高（即糖尿病）。内脏型肥胖者胰岛素抵抗更严重。严重胰岛素抵抗的患者有一种皮肤表现称为"黑棘皮症"，常在外阴、腹股沟、腋下、颈后等皮肤皱褶处出现灰棕色、天鹅绒样片状角化过度，有时呈疣状。高胰岛素刺激卵巢泡膜细胞合成分泌过多的雄激素，导致高雄激素症，成为多囊卵巢综合征重要的病理生理变化之一。

代谢综合征指动脉硬化性心血管病的多种代谢危险因素在个体内集结的状态。其核心是胰岛素抵抗。根据 2005 年国际共识，女性代谢综合征的必须条件：①内脏型肥胖；②另加下列 4 项中的任意 2 项：a. 血甘油三酯升高；b. 血高密度脂蛋白胆固醇降低；c. 血压增高，≥130/85mmHg；d. 空腹血糖增高或已被确诊为糖尿病。我国学者对≥40 岁代谢综合征患者随访 5 年，心血管事件发生率较无代谢综合征患者增高 5.5 倍。多囊卵巢综合征某些患者可能是代谢综合征的一个早期表现。

112. 多囊卵巢综合证与肥胖有哪些关系？

肥胖指体内脂肪细胞数量增多或体积增大，脂肪（主要是甘油三酯）在脂肪细胞内堆积过多。目前临床根据 BMI 诊断。BMI＝体重（kg）/身高的平方（m²）。亚太地区成人的定义为 BMI 在 23～24.9 之间为超重，BMI≥25 为肥胖。中心性肥胖（也称为"内脏型"肥胖）的患者脂肪组织主要分布于腹腔内脏，临床上以腰围（WR）或腰臀围比（腰围 cm/臀围 cm，WHR）表示，诊断女性中心性肥胖的切点为 WHR≥0.8 或腰围≥80cm。

脂肪组织是一个复杂的内分泌器官，能分泌多种细胞因子，对代谢和心血管系统有重要的调节功能。内脏脂肪和皮下脂肪的内分泌功能明显不同，内脏脂肪能生成较多的游离脂肪酸，分泌较多的脂肪因子，引起或加重胰岛素抵抗，也更易出现糖脂代谢紊乱及心血管疾病。

多囊卵巢综合征患者中，内脏型肥胖占 40%~50%。中国人群总体脂肪含量低于白种人，但体脂易在腹腔内积聚，BMI≥30 及≥25~<30 者，内脏型肥胖的频率分别为 86% 及 53%，即使 BMI≥18~<25 的中国人群中，有 14% 有内脏型肥胖。肥胖不是多囊卵巢综合征的病因，但可加重其临床表现。调整生活方式可导致体重下降、改善代谢异常的指标。

由于雄激素及脂肪组织都增多，脂肪组织转换而来的雌激素也增多。高水平的雌激素长期作用于子宫内膜，又缺乏孕激素的对抗影响，常常会发生子宫内膜增生甚至腺癌。若雄激素增高程度较甚时，也可不出现上述改变。

113. 怎样治疗多囊卵巢综合征？

由于病因复杂而尚未阐明，至今尚无根除病因的治疗方法。不存在适用于所有患者的"首选疗法"。治疗目的应根据患者主诉、代谢变化采取个体化对症治疗（调经、促生育、治疗高雄激素症状、提高胰岛素敏感性、减轻体重），并讨论维持远期健康的计划，保护子宫内膜，预防糖尿病、动脉硬化性心血管病。

本症血睾酮水平仅轻度升高，患者不会单纯因为要求降雄激素而来就医，除非在促生育治疗疗效差时须降血雄激素水平。来就医的目的会是治疗高雄激素引起的临床症状，如为美容，治疗多毛或痤疮。两者治疗方法大致相仿（见第 104 问）。差别是痤疮一般治疗 3 个月即见效。还可请皮肤科协助治疗。

有个宣传的误区：似乎降低卵巢生成的雄激素即可改善胰岛素抵抗和脂代谢，实际上胰岛素抵抗很大程度上与遗传因素有关，并非本症雄激素轻度升高所致。口服避孕药确实能升高高密度脂蛋白，但也升高甘油三酯。前面已介绍多囊卵巢综合征是一个多元性疾病，不是单个因素引起，因此也没有包揽全局的首选治疗。

关于胰岛素抵抗的治疗：肥胖者首先须减体重。非肥胖者主要采用胰岛素增敏剂，以二甲双胍为首选。二甲双胍拥有成功安全治疗 2 型糖尿病 50 年的经历，用于治疗本症，虽尚未经权威机构批准，但已证明它使某些患者（不论有无肥胖）有降血胰岛素、改善胰岛素敏感性的效果，从而可能提高促生育治疗的效果。但对极度肥胖患者可能无效。禁忌证有心、肝、肾功能不全，酗酒。用法为 0.5g，3 次/天，餐中服。3 个月随诊血胰岛素 1 次。副作用为轻微短暂的消化道不适。维生素 B_{12}、叶酸吸收减少，可同时补充多种维生素（爱乐维）。乳酸中毒仅见于老年有心衰、肝、肾病者。在应用含碘对比剂行静脉造影前应停药 48 个小时。孕期一般停用。

114. 怎样治疗多囊卵巢综合征伴无排卵性不育？

多囊卵巢综合征患者中，约75%无排卵不育。本症促排卵有诸多不利因素如肥胖、高雄激素、高胰岛素等。常出现过多卵泡发育、卵巢过度刺激综合征风险，治疗只好中止。因此不育患者应先行孕前咨询，以发现男女双方任何健康问题及遗传因素，如肥胖，糖耐量减低、糖尿病、高血压、血脂异常、脂肪肝（炎）等。通过减重，降糖，降压，调脂，补充叶酸、复合维生素 B，戒烟酒，改善职业环境及调整精神心理状态，纠正可能引起生殖失败的危险因素。

本症肥胖患者孕前一线处理是减重。有研究显示减重 5% 后血胰岛素和睾酮降低，月经改善，排卵恢复，可能妊娠。具体措施为低能量、低糖高纤维、低脂、足量蛋白饮食；补充叶酸、复合维生素。每天运动 30 分钟。减少精神应激、戒烟，少酒，少咖啡因。使体重缓慢下降（每周下降 0.5kg）。目前无理想的减肥药物。同时服用二甲双胍有利于降胰岛素，改善胰岛素敏感性及促排卵。

非肥胖不育者一线治疗是氯底酚促排卵。具体方法及注意事项见

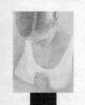

第 68 问。需强调的是服药期间必须测基础体温（BBT）。若有效，则在停药后 7 天左右会出现较多的蛋清状白带，持续 2~3 天，然后 BBT 上升 0.3~0.5℃，这时应争取有性生活，隔日 1 次，共 2~3 次，以便怀孕。有的患者（尤其是肥胖者）须加大剂量至每天 2~3 片才有效。氯底酚价格便宜、安全，故最为常用。有时医生还可能让患者在停服氯底酚 7 天左右做 B 超检查及观察宫颈黏液。若发现卵巢内卵泡直径已达 16~18mm 时，可加用 HCG 肌内注射，24 小时内若有性生活，将提高妊娠率。

【例】刘某，27 岁，已婚，外院疑多囊卵巢综合征于 2013 年 12 月 11 日就诊。月经 12 岁初潮，周期 6~7 天/35~38 天。末次月经 2013 年 12 月 2 日，父母有糖尿病。外院查仅发现餐后 2 小时胰岛素高。查体：BMI 23.3，下腹中线多毛，外阴皮肤稍黑，其他无异常。2013 年 12 月 11 日（第 10 天）查血 LH 3.3IU/L，FSH 2.8IU/L，E_2 73.1pg/ml，T 55.3ng/dl，PRL 及 17α-羟孕酮正常。2013 年 12 月 26 日（第 25 天）盆腔超声检查子宫正常大小，内膜 0.7cm，双侧卵巢面积 6.7cm²。第 36 天血孕酮 0.71ng/ml，提示无排卵，故 2014 年 1 月 22 日起给地屈孕酮 20mg/d，10 天。2014 年 2 月 4 日撤退出血 9 天。继续观察 BBT。2014 年 2 月 20 日 BBT 升高，3 月初月经自然来潮。此后未吃药 5 月中发现已妊娠。

点评：此例有月经稀发、多毛、糖尿病家族史。但稀发排卵，仅用了 1 次地屈孕酮后第 3 个周期即怀孕了。由此可见，重要的是搞清患者自身的卵巢功能，不必贸然用降雄激素治疗。20 世纪 70 年代我们用氯底酚治疗多囊卵巢综合征所致无排卵不育患者妊娠率达 38.9%（见第 68 问），当时并无抗雄激素药物。足以证明仅在常规促排卵治疗无效时才需用降雄激素药物以改善卵巢的反应性。

约 25% 多囊卵巢综合征患者对氯底酚促排卵无效，须改用二线治疗——HMG+HCG 促排卵（见第 87 问）。可能引起"卵巢过度刺激"是最重要的并发症，因此应严格按医嘱用药及复查，不可疏忽大意。

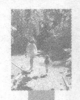

　　另一种二线治疗方法是手术治疗。20 世纪 60 年代采用卵巢楔形切除术促生育。因可能造成输卵管周围粘连影响摄卵功能现已废用。1984 年后诞生腹腔镜下卵巢打孔法促进生育。其原理与卵巢楔形切除术一样，都是通过减少卵巢雄激素的生成达到治疗目的。手术创伤小。适用于耐氯底酚，不能按时监测，有其他腹腔镜检查指征的不育患者，不用于非不育的指征（无预防卵巢过度刺激综合征、调经、降雄激素作用）。如有心脏病、横膈疝、腹腔严重粘连时则不能进行。需住院手术，术后需休息一周。需测定 BBT 以观察疗效。最好在手术后 3~6 个月内争取妊娠，因为长时间后无排卵将复发。

　　三线治疗：本症若伴有男方不育因素，或已排卵而不能妊娠者可行超排卵+夫精宫腔内人工授精（COH+IUI）。若伴有输卵管损伤，严重内膜异位症，男方不育因素者可行超排卵+体外受精胚胎移植（IVF-ET）助孕。超排卵过程中有卵巢过度刺激综合征高风险的患者可择机抽吸卵泡取出未成熟卵，在体外培养系统中培养成熟后，在体外受精，形成胚胎冻存，等下个自然周期再移植，此种技术称为"未成熟卵体外成熟"（IVM）。

　　多囊卵巢综合征不育妇女好不容易怀孕了，当然很高兴，但是这只是一个新的起点，妊娠过程与正常孕妇比较，妊娠糖尿病、妊娠高血压、早产等风险增加，因此必须进行规范的产前检查，以确保顺利得到一个健康婴儿。

115. 无生育要求的多囊卵巢综合证患者如何调整月经？口服避孕药有哪些利弊？

　　无生育要求的患者包括青春期、除孕期以外的育龄期、绝经过渡期的大量患者。她们面临着各种月经紊乱，迫切要求调整周期，预防单一雌激素作用可能引起的子宫内膜增生甚至腺癌。医生将根据体内生殖激素异常的不同情况，择时选择孕激素或短效避孕药，控制月经周期，使之规律化。患者应严格遵照医嘱按时服药，观察记录子宫出血时间及量，并定期复查。

周期后半期孕激素治疗调整月经适用于青春期无性生活、无避孕要求、无或轻多毛不要求治疗的患者，首选药物是地屈孕酮。优点是符合生理、安全、不抑制卵巢轴、不影响代谢。天然孕酮也有类似优点，但少数患者有头晕、嗜睡反应，因为该药的代谢产物有镇静作用，故晚上睡前服用较合适。

本症患者能否服用口服避孕药？总体上受益大于风险，口服避孕药有调整月经周期、保护子宫内膜预防增生、抑制体毛过长、避孕等效果；停药后对随后妊娠无负面影响。现在常用的口服避孕药内炔雌醇剂量低，用药1年以内对大部患者胰岛素敏感性不受损，对血脂无不良影响。但对有糖尿病家族史、极度肥胖、严重胰岛素抵抗患者可能增加2型糖尿病风险，因此启用口服避孕药前须对本症患者进行个体化评估心血管病的风险。用药期间须定期检查血糖、血脂（尤其是甘油三酯）等。此外，遵循世界卫生组织的指导原则，口服避孕药的禁忌证有：>35岁、抽烟（每天15支）、肝功能损伤、血压>160/100mmHg、深静脉血栓症、缺血性心脏病、卒中、乳腺癌。

116. 多囊卵巢综合证患者到中老年时有哪些变化？

本症患者受代谢障碍的长期影响使她们到达围绝经及绝经后期发生2型糖尿病的概率增高4倍，高血压、冠心病的概率增高2~3倍。患者应重视自我保健：控制体重在适当的范围内。合理调配饮食，少进甜食；适当地健身锻炼，力戒烟酒；定期查体，根据血脂水平，适当用些降脂药。对有肥胖、糖尿病家族史者可长期应用二甲双胍，每2~3年查1次糖耐量试验。以预防上述疾病的发生。

本症患者血雄激素仅轻度升高，不需要长期降雄激素治疗。荷兰的一项多囊卵巢综合征患者衰老研究显示部分患者接近绝经时月经周期可规则。似乎与卵泡数减少、卵巢体积缩小、血睾酮水平自然下降有关，甚至排卵率有增加。但胰岛素抵抗和内脏型肥胖加重。决定患者衰老时出现高血压、血脂异常的是肥胖，不是月经周期模式或卵泡群大小。

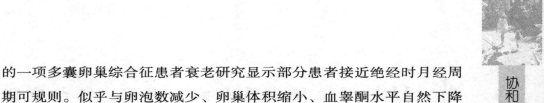

117. 甲状腺疾病对月经、怀孕、胎儿有何影响？

甲状腺素对全身代谢、胚胎期及生后脑发育、骨骼生长有重要的促进作用。卵细胞发育需适宜的内分泌环境（包括甲状腺素）。甲状腺功能亢进妇女的月经紊乱发生率增加，经量减少较为多见。儿童期患儿骨骼生长加速、性发育延迟。自身免疫性甲状腺炎所致甲状腺功能减退（简称甲减）妇女常有月经量多、经期延长和不育。儿童期患儿智力低下、青春发育延迟，偶有性早熟表现。甲低妇女孕前必须口服左甲状腺钠治疗，将促甲状腺激素（TSH）控制在≤2.5mU/L后再怀孕，妊娠期应在内分泌科和产科医生共同监护下度过，否则流产、早产等母胎并发症出现率增加。甲状腺自身免疫抗体阳性的孕妇流产率较抗体阴性者高。

胎龄18~20周胎儿甲状腺功能开始建立，此前胎儿大脑快速发育所需甲状腺素来自母体。胎儿缺乏甲状腺素有三种情况：①母亲甲状腺正常，胎儿先天性甲状腺缺陷，主要影响胎龄20周后到生后2年内神经系统的发育；②严重缺碘导致母胎皆甲减，胎龄20周前后神经系统发育皆受损，可引起流产、死产、婴幼儿死亡、呆小症等；③母亲甲减未控制，胎儿甲状腺正常，影响了胎龄20周前神经发育，有研究显示，后代7~9岁时的智商较正常儿童低。因此，妇女妊娠前应筛查TSH、游离T_4和甲状腺抗体。新生儿生后7天内应筛查TSH。

118. 肾上腺皮质疾病对月经、怀孕有何影响？

肾上腺皮质分泌的糖皮质激素（即皮质醇）对全身代谢、免疫和炎性反应、骨骼代谢等有重要调节作用。但抑制下丘脑 GnRH-Gn 分泌和卵巢功能。垂体促肾上腺皮质激素（ACTH）瘤引起的皮质醇增多症（即库欣综合征），妇女卵巢功能减退，月经常稀发或闭经，出现痤疮、多毛。肾上腺腺瘤引起者偶可妊娠，但母胎并发症高，通常须手术治疗。

自身免疫性肾上腺皮质功能减退女性可合并卵巢早衰，构成多内分泌腺病综合征。

先天性肾上腺皮质增生症最常见为 21-羟化酶缺乏症，临床表现为女胎男性化或多囊卵巢、多毛、闭经（见第 45 问、第 107 问）。

119. 还有什么内分泌疾病影响卵巢和月经？

垂体生长激素除促进骨骼生长外，还能促进卵泡发育，放大 FSH、LH 的作用。特发性生长激素缺乏症患儿青春发育延迟、成年后月经常稀发、不育。生长激素瘤所致肢端肥大症及巨人症，常引起妇女卵巢功能常减退，月经紊乱、不育、溢乳，并有高胰岛素、高雄激素而出现多毛。

胰岛素作用受阻即胰岛素抵抗，可引起卵巢高雄激素症（详见 111 问）。

120. 什么是痛经？是否十分常见？

痛经是指妇女在经前或月经期，出现下腹部疼痛、肛门处下坠、腰背部酸痛等症状。还常伴有恶心、呕吐、腹泻、头痛、乏力、头晕、腹胀等。轻者常不引起人们注意；但严重时，可影响妇女正常生活和工作，需要药物治疗控制症状。痛经是一种临床表现或一个症状。

痛经是较为常见的妇科主诉。由于各人的痛觉阈值不同，耐受程度差异很大，且无准确测量疼痛程度的客观定量方法。国内外对痛经患病率的报道差别很大。1980 年我国月经生理常数协作组调查 71 746 名妇女中，33.2% 有痛经。其中原发痛经 36.1%，继发痛经 31.7%，不明原因 32.2%。重度痛经影响生活与工作者 13.6%。1982 年报道瑞典 19 岁城市女青年中，72% 有痛经，其中 15% 需服止痛药，8% 因此缺课或误工。1985 年有报道显示美国青春期后女性中 50% 左右有不同程度的痛经，10% 因痛经每月需休息 1~3 天。由此可见，痛经在妇女中可谓为较常见的症状。

121. 痛经是怎样分类的？

痛经按其发生原因可分为原发性痛经与继发性痛经两类。

（1）原发性痛经：痛经不伴明显的盆腔器质性疾病，即功能性痛经。

（2）继发性痛经：因盆腔器质性疾病导致的痛经。常见于子宫内膜异位症、子宫腺肌症、子宫黏膜下肌瘤、子宫颈内口或宫腔粘连、颈管狭窄、生殖道畸形、放置避孕环、盆腔炎等。

此两类痛经的鉴别诊断与所采用的检查手段有关，盆腔检查与 B 超检查正常的原发痛经患者，若药物治疗无效而行腹腔镜检查时可能发现有早期子宫内膜异位症。原发痛经患者数年后因合并生殖器官病变而使痛经加重转变为继发性痛经。

122. 痛经的发生与哪些因素有关？

据流行病学调查，与痛经有关的因素有：

（1）月经初潮年龄：初潮年龄早者痛经患病率较高，痛经程度也较为严重。初潮的最初几个月痛经极少见，随后发病率升高，16~18岁时达到顶峰（82%），30~35岁以后逐渐下降。

（2）经期长、经量多的妇女痛经严重，持续时间也长，在子宫内膜异位症患者中表现最为突出。

（3）性生活及避孕：性生活开始可能降低痛经的发生率。但多性伴侣可引起炎症。服避孕药痛经发生率明显降低。放置宫内节育器常可加重痛经的程度。

（4）妊娠分娩：反复人工流产手术或宫腔操作，引起粘连炎症。有过足月妊娠分娩史的妇女痛经发生率及严重程度明显低于无妊娠史及有妊娠但自然流产或人工流产者。这是因为足月妊娠分娩使子宫神经肌肉活性发生改变。

（5）经期过度劳累、紧张、寒冷；经期、孕期、产褥期卫生不够。

（6）过敏体质、家族特性，痛经者的母亲及姐妹也常有痛经史。

（7）其他：吸烟者痛经程度加重。长期接触汞、苯类化合物的妇女痛经发生率增加。

 123. 痛经的发生机制是什么？

祖国医学认为经血流通不畅、气滞血瘀是痛经的根本原因。近代医学认为造成原发性痛经的原因与子宫肌肉活动增强所导致的子宫张力增加和过度痉挛性收缩有关。正常月经期子宫腔内的基础张力< 1.33kPa，宫缩时压力不超过 16.0kPa，收缩协调，频率为 3~4 次/10

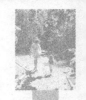
分钟。痛经时子宫腔内基础张力升高，宫缩时压力超过 16～20kPa，收缩频率增加，且变为不协调或无节律性的收缩。由于子宫异常收缩增强，使子宫血流量减少，造成子宫缺血，导致痛经发生。目前已经发现可以造成子宫异常收缩的原因有：局部前列腺素 F2α 或白三烯合成释放增加，血管加压素或缩宫素（催产素）增高等。其他如未产妇宫颈内口痉挛、精神因素也可能有关。

继发性痛经的原因可因不同疾病而异。如子宫黏膜下肌瘤患者的痛经，可因宫腔内有占位性病变，影响经血顺利排出而产生痉挛性疼痛，或子宫欲排出带蒂的肌瘤而引起强烈收缩所致。生殖道不全梗阻、宫颈口痉挛、处女膜闭锁等可因经血流出受阻产生子宫肌肉不正常收缩而引起疼痛。宫腔内异物（如宫内避孕环）也可刺激子宫不正常收缩而疼痛。子宫内膜异位症患者往往由于局部前列腺素含量增高而痛经。盆腔炎因组织红肿炎性因子刺激致痛。

124. 原发性痛经有哪些临床特点？

原发性痛经多见于 25 岁以下未婚未产的妇女。往往在初潮后 1～2 年排卵月经建立后才发病。疼痛皆在经血来潮前数小时或来潮时出现，一般持续数小时或 1～2 天即自然缓解。疼痛位于下腹部，为阵发性绞痛，可向腰背或大腿内侧放射；也可有肛门坠胀感，或如分娩样痛。50% 以上患者可伴有一种或多种其他系统的症状，如恶心、呕吐、疲乏、腹泻、头痛、眩晕、尿频、易激惹等。疼痛剧烈者甚至面色苍白、冷汗、四肢厥冷、晕厥或虚脱。疼痛在婚后、分娩后或随年龄增长可自然减轻或消失。患者月经皆规则，且有排卵。盆腔检查及超声检查皆正常。

125. 什么是子宫内膜异位症？

有功能的子宫内膜异位生长于子宫肌层者称为子宫腺肌症（见第59问）。若异位生长于肌层以外的组织或器官，如卵巢、盆腔腹膜、直肠阴道膈等处，称为子宫内膜异位症。由于异位内膜也受月经周期中卵巢激素的影响而增厚、出血，刺激周围组织，引起纤维组织增生，炎性物质渗出粘连而导致痛经。

本症是育龄妇女的常见病，好发于31～45岁的妇女。典型的临床表现为：从月经前甚至月经周期的后半期开始即有腹痛，并持续整个月经期，到月经干净后疼痛逐渐消失。随着时间的推移痛经往往进行性加重。痛经较重时，往往伴有恶心、呕吐、腹泻等症状。异位的内膜及腹腔液内前列腺素含量过度升高是造成痛经发生的根本原因，但有约20%的患者可无痛经。此外可有性交痛、经间期出血、月经频发、经期延长、不生育等。子宫内膜异位生长于卵巢内，可形成子宫内膜异位囊肿或"巧克力囊肿"，有时这种囊肿会破裂，引起急性腹痛，这是需要与痛经相区别的。

妇科检查时，医生会发现子宫常常后倾，活动受限；子宫颈、子宫体的后方常可扪到大小不等的痛性结节，有时子宫两侧还可发现肿块。B超检查子宫后方或两侧无回声肿块，内有点状强回声。最后诊断需靠腹腔镜检查。

治疗方法有：

（1）药物治疗：假绝经治疗药如丹那唑、孕三烯酮、GnRH 增效剂等。另一类为假孕治疗药物如妇宁片（甲地孕酮）、妇康片（炔诺酮）、普维拉（安宫黄体酮）等。疼痛严重者可配合使用对抗前列腺素合成的药物如氟芬那酸（氟灭酸）、吲哚美辛（消炎痛）、布洛芬等。

（2）手术治疗：分保守手术及根治手术两种。

1）年轻或尚需生育的患者，可行子宫内膜异位囊肿剥除术及病灶切除术。目前可以在腹腔镜下行手术操作，切口较小。手术后复发率高。应酌情加用 GnRH 增效剂使残存的异位内膜病灶萎缩，并尽早争取妊娠。可根据患者年龄、内膜异位症的程度、输卵管是否通畅、男方精液是否正常等因素，决定采用短期期待自然妊娠，或超排卵＋人工授精，或体外受精胚胎移植等方法助孕。

2）对不需要再生育的患者，可征得患者同意后行全子宫及病灶切除，保留一侧或双侧部分卵巢，术后辅以药物治疗。复发率较低。

3）若已近绝经期的妇女可行根治手术，即行全子宫、双卵巢输卵管切除术以及病灶切除术，这样即可避免残余病灶的再复发。

子宫内膜异位症是良性疾病，文献报道，卵巢巧克力囊肿恶变率小于 1%。

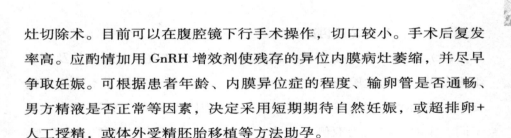 *126.* 引起痛经的妇科疾病还有哪些？怎样治疗？

（1）子宫黏膜下肌瘤：指子宫肌瘤生长于紧靠子宫内膜下的部位，突向子宫腔内，因肌瘤表面覆盖以子宫内膜，故增加了子宫内膜的面积，因而临床上常常为月经量增多、周期不规则，有时因肌瘤占据宫腔如异物，或导致月经血排出不畅，引起子宫异常的收缩而产生痛经，月经量增多常出现贫血等症状，一般应行手术治疗。最常采取的手术方式为肌瘤剔除术或子宫切除术（见第 60 问）。肌瘤剔除术后应避孕 1 年后再怀孕。再孕时子宫体的瘢痕是否破裂决定于肌瘤剔除术中，肌瘤的大小、数目、累及宫腔的程度、医生缝合的技巧、手术后恢复是否顺利等因素。

（2）子宫颈或宫腔粘连：常引起月经血流通不畅而产生痛经。反复的宫腔操作、人工流产等，或子宫内膜结核是造成宫颈或宫腔粘连的最常见原因。当粘连形成而产生痛经时，应行手术分离粘连（见 93 问）。目前多采用宫腔镜下粘连分离术，术后宫腔内可置放圆形避孕环 3 个月，防止粘连再次发生。

（3）盆腔炎症：由于致病细菌侵入女性生殖道，引起该处及周围组织发炎，称为盆腔炎。常发生于产后、流产后、宫腔手术或不洁性交后，或因经期注意卫生不够引起。表现因炎症的轻重及范围大小而不同。主要的症状为双侧下腹痛，持续性，也可放射到腰，伴腹泻、肛门下坠等。急性盆腔炎若未彻底治疗，可转为慢性盆腔炎。患者平时即有腹痛症状，劳累、性交、月经期可加重。患者还有乏力、低热、月经异常、不生育等症状。妇科检查时可发现子宫两侧触痛，增厚或有肿块。治疗主要为抗生素治疗。如有脓肿形成，应行手术切开引流；如为结核性盆腔炎，则抗结核治疗需进行 1～2 年才较彻底，不易复发。慢性炎症还可物理治疗。

（4）梗阻性生殖道畸形：如处女膜闭锁、阴道横膈或斜膈等，常因经血流出不畅、逆流、积血等引起痛经。一般情况下需行手术解除梗阻，以缓解痛经。

127. 痛经怎样诊断和治疗？

妇女在月经前期、月经期或月经后期出现腹痛时应去医院请妇科医生做详细检查。一般情况下，根据提供的病史和相应的各种检查，即可对其病因做出诊断。但必须鉴别是其他急性器质性疾病引起还是痛经引起？常需鉴别的疾病有：急性阑尾炎、卵巢囊肿蒂扭转、宫外孕、急性盆腔炎、黄体囊肿破裂、巧克力囊肿破裂、先兆流产等。如果将上述疾病误诊为痛经，则会贻误治疗，发生不良的后果。

痛经的治疗以药物为主，卧床休息及心理治疗也不容忽视，尤其对青春期女性原发痛经患者导致心理上恐惧、担忧、抑郁等也会加重痛经的程度。因此正确了解月经的机制，减少心理负担，可能也会减轻痛经的程度。

药物治疗痛经往往是必不可少的措施。按痛经产生的机制可按以下途径完成：

（1）孕激素治疗：孕激素有松弛子宫平滑肌的作用，可解除痉挛以减少疼痛。此外，足量合成孕激素还可抑制排卵，从而减少前列腺素的生成而奏效。常选用的孕激素有：妇康片（炔诺酮）、妇宁片（甲地孕酮）、安宫黄体酮等。用法分短期服用或周期服用。短期服用常于经前5～7天开始，连续服用5～7天，停药后2周内即可行经，观察有无痛经发生；周期用药与避孕用药相似，于月经第5天开始服用共20天，停药观察痛经情况。可连用3个周期。

（2）非甾体类抗炎药：主要通过抑制前列腺素合成过程中的环氧化物酶，减少前列腺素的产生，或通过直接拮抗前列腺素的作用达到止痛的效果。常用的此类药物有：布洛芬缓释胶囊、双氯酚酸钾等。有消化性溃疡、支气管哮喘过敏史者慎用。

（3）手术治疗：包括子宫旁神经丛阻滞、骶前神经丛阻滞等。但除非顽固性病例，一般不主张手术处理。

对于继发痛经患者，除可采用上述药物对症治疗外，应杜绝产生痛经的原因，治疗引起痛经的器质性疾病。

128. 怎样预防痛经？

（1）注意月经期卫生，避免寒冷、过度紧张、过强体力劳动或运动。杜绝经期性生活及不必要的妇科检查。

（2）做好避孕，避免反复人工流产，避免因宫腔手术造成宫颈粘连等并发症的发生。

（3）注意个人卫生、孕产期及产褥期卫生，反对性乱，避免盆腔炎症及性病的发生等。

（4）定期查体，尽早发现妇科疾病，及时治疗。

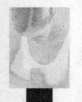

129. 什么是经前紧张证（即经前综合证）？

许多妇女都可能有月经期前出现各种不适的体验。症状多种多样，程度亦轻重不一，严重者甚至可影响妇女的正常生活、工作和社会交往。经前紧张征就是指这种反复发生于月经期前的一组症状，一旦月经来潮后症状立即消失。也就是说，这些症状的出现与消失是有规律和周期性的，而周期又是与月经同步的。

经前期紧张征的表现五花八门，症状可多达上百种。这些症状可基本上分为两大类，即体格方面和精神、心理、行为方面两种。最常见的体格方面的症状如乳房胀痛，甚至不能碰，乳头疼痛，下腹坠胀，头痛，四肢酸懒、沉重，体重增加感，大便习惯改变等。常见的心理、行为异常的症状如烦躁、易怒、思想不集中、情绪不稳定、抑郁、消沉以及食欲、性欲和情感的变化，严重者甚至厌倦生活，有自杀倾向。这些症状不仅给妇女带来身体上的痛苦及精神上的苦恼，有时还会因此生成婚姻或家庭中的矛盾以及社会交往中的麻烦。

130. 经前紧张证在妇女中常见吗？

早在 16 世纪，就有记载妇女在月经前出现各种不适的现象，至1931 年才正式采用"经前紧张征"一词。由于症状的多样化及诊断上的不统一，对其患病率的报道变异范围较大。有些人群调查资料报告，约 90% 妇女或多或少有经前不适症状，其中 30%～40% 症状明显，需要求医，非常严重的病例占 3%～12%。国外一个研究发现，约有 10% 妇女每月因经前紧张征有一天或几天不能胜任日常工作。若您注意与周围的妇女朋友们交流，不难发现在这方面引起共鸣的姐妹。所以，总的来讲，经前紧张征在妇女中是比较常见的，只是多数情况下均只有轻微不适，不足以引起注意。十分严重的病例仍为少数。

经前紧张征可发生于生育期任何年龄，以 30 岁以后更多见。有些人随年龄增加有加重的趋势。由于生活环境、精神负担等变化，每月发病的轻重亦不同。有人观察到单卵双胎的同胞姐妹同患有经前紧张征，女儿与母亲患病情况亦明显相关，提示经前紧张征的发病可能与遗传因素有关，但尚不确定。经前紧张征与种族、文化、生育、婚姻、职业、教育以及社会经济状况等方面的关系亦不十分清楚。

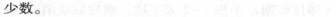

131. 经前紧张征都有哪些表现？

经前紧张征的临床表现多种多样，可达几十种甚至上百种。常见的症状可归纳为以下几方面：

（1）体格方面：乳房胀痛最多见。乳头敏感触痛；头痛、头晕；腹胀、下腹坠；下肢水肿、乏力、全身沉重感；大便习惯改变；痤疮、皮疹等。

（2）精神心理方面：烦躁、易疲劳；激动、爱生气；恐惧、惊慌、紧张，情绪不稳定；抑郁或焦虑不安，甚至想自杀。

（3）行为方面：爱吵架，喜独处；健忘，思想不集中；动作忙乱无章；不愿干家务或上班；厌倦生活，厌倦社交，行为反常。

（4）其他表现：烦渴，食欲改变，喜食甜、咸等食物；性欲改变，亢进或减退。有些妇女还可能有类似更年期症状，如潮热、出汗、心悸、失眠等。

上述诸症状均非持续存在，而是伴随月经周期有规律地反复出现在来月经之前。其出现的时间和表现形式有以下几种。

（1）症状从经前 7~10 天开始，由轻至重，月经来潮第一天，症状则明显减轻或消失。

（2）症状从经前 10~14 天（即刚刚排卵后）就开始，由轻至重并一直持续至月经来潮。

（3）月经中期（即排卵期）出现 1～2 天不适，然后症状消退 3～4 天，至月经前一周左右症状又开始出现且逐渐加重，月经来潮后症状消退。

（4）于经前 2 周（即刚刚排卵后）即出现症状，迅速加重并一直持续至月经干净。

132. 为什么会发生经前紧张征？

很显然，经前紧张征有如此众多的症状，很难用一种病因学理论来解释。因此，关于经前紧张征的病因学假设尚不统一。但多数研究认为，经前紧张征可能由内分泌因素和心理因素共同促成。

月经周期中卵巢分泌的雌、孕激素有周期性变化，雌、孕激素比例在周期的不同时间亦有所不同。较传统的观点认为，经前紧张征是由于黄体期孕激素不足，雌激素相对过多或雌/孕激素水平比例失调所致。因孕激素对中枢神经系统有镇静作用，所以，当孕激素不足时会表现出焦虑、烦躁、好斗等。孕激素还能通过对远端肾小管的间接调节作用，促进水盐的排泄，故当孕激素缺乏时，会发生水盐潴留，即出现水肿。亦有人提出，经前紧张征可能与雌激素不足有关。雌激素有较明确的抗抑郁效应。临床上雌激素可用来缓解某些抑郁症状及与月经有关的周期性头痛。经前紧张征的有些表现如潮热、烦躁等十分类似绝经症候，推测可能与雌激素不足有关。

关于经前紧张征病因的假说还很多，如内源性内啡肽撤退学说、调节水盐的激素异常、泌乳素过多、甲状腺功能异常、低血糖、维生素 B_6 缺乏、内源性激素过敏等。

近年的研究提出 5-羟色胺和 γ-氨基丁酸功能异常学说。这两种化学物质都是脑内神经递质，前者调节食欲、运动、情绪；后者有镇静催眠作用。雌、孕激素的周期性波动影响了脑内上述两种神经递质的水平和功能，引起一系列症状。临床上采用 5-羟色胺重吸收抑制剂氟

西丁和 γ-氨基丁酸受体激动剂阿普唑仑，可有效缓解紧张、易激惹、焦躁等不适。

精神心理学研究发现，经前紧张征的严重性与某些心理因素，如家庭和睦情况及妇女本人对月经的态度有关，提示这可能反映妇女自我接受的态度。临床还发现有情感障碍的患者于经前症状加重。

133. 怎样诊断经前紧张征？

由于经前紧张征的病因尚不确定，又无明确的化验检查作为诊断标准，所以建立确切的诊断较难。但根据其发病的特点，以下是可确定该病的几项诊断要点：

（1）必须发生在有排卵的月经周期，而且连续出现 3 个周期。

（2）症状出现必须在黄体期，且必须在月经来潮 4 天内消失，至少直到周期第 13 天。

（3）排除其他原因的精神心理异常。

（4）无其他疾病、用药或激素、饮酒、服毒品历史。

（5）影响了婚姻或与子女关系，或工作、社交而要求治疗。

上述前两项的确定要靠患者详细病史及前瞻性记录。对有反复出现经前期症状病史的患者，建议患者自己做 2~3 个月经周期的详细记录，测基础体温，记录症状的特征、出现和消失的时间。详细的病史可帮助排除其他原因的精神心理异常及其他疾病或药物影响。体格检查对诊断亦很重要，目的是除外其他病理情况，如乳腺疾病或其他妇科疾病，如痛经、妇科炎症、子宫内膜异位症、早绝经等。体检还可发现其他精神心理异常，及可产生水肿、乏力等症状的其他慢性病，或服某些药物后的反应。

有一种近年来才提出的情况称"经前焦躁症"，主要指经前烦躁不安、焦虑、易怒等表现，极易与经前紧张征混同起来。严格讲，经前紧张征包括反复发生在黄体期的各种症状与体征，而经前焦躁症则指经前出现的一组较为严重的精神和心理症状，其病因尚不十分清楚。

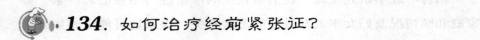

134. 如何治疗经前紧张证？

大多数妇女都可能有或多或少、或重或轻的经前不适。症状轻微者一般不需特殊的药物治疗，适当地休息或合理地调节生活及工作节奏会有所帮助。对症状严重者可配合药物治疗。

经前紧张征的症状如此多样，病因亦不确定，故其治疗绝非仅靠一种药物或一种方法即可。以下介绍几种常用的治疗方法：

（1）抑制排卵：既然经前紧张征只发生于有排卵妇女，故可通过抑制排卵治疗。最常用的是口服避孕药，服药后可缓解症状。但有些妇女服避孕药后亦会出现恶心、头痛、乳房胀痛等反应，反被认为症状加重了。

（2）孕激素治疗：经前紧张征病因学说之一是黄体期孕激素相对不足，故可用补充孕激素的方法治疗。有研究报告，此法有效率可达80%。用法为：黄体酮每日 20mg，肌内注射，从经前 8 天开始，连续注射 5 天；或安宫黄体酮每日 4~10mg，从经前 14 天开始，连服 10 天；或口服微粒化黄体酮，每日 200mg，从经前 14 天开始，连服 10 天。

（3）缓解精神心理症状：应在神经内科医生指导下应用。中枢安定剂可缓解精神紧张、急躁不安型患者症状。常用的如苯巴比妥片或地西泮（安定）或阿普唑仑，均从经前第 10 天开始服用至月经来潮。对精神高度抑郁、迟钝、倦怠者，应使用抗抑郁药，如氟西丁。

（4）其他：维生素 B_6、维生素 E、维生素 A、钙剂等均有镇静、减轻精神症状等作用。利尿剂可纠正水盐潴留，如氢氯噻嗪（双氢克尿噻）或螺内酯（安体舒通），从经前 10 天开始至月经来潮。长期服用利尿剂，应注意及时补钾以防止低血钾发生。抗前列腺素制剂对消除疲劳、治疗头痛、减少急躁等症状有效，如氟芬那酸。

135. 月经不调的妇女为什么常常不易怀孕？

第7问中已介绍了成熟卵细胞与精子在输卵管内相遇，才能受孕形成孕卵，然后逐渐发育为胎儿。因此，生育的先决条件是：

（1）女方卵巢能排出成熟的卵细胞，并由输卵管伞端摄取后向宫腔方向输送。

（2）男方睾丸能生成活力充沛的精子，并能将精子射入女方阴道内，精子能在女方生殖道内获能，并上游经子宫腔到达输卵管内，与卵子相遇而受精。

（3）输卵管通畅无阻。

（4）子宫内膜准备充分，孕卵能顺利着床，并依靠黄体及胎盘提供营养，使孕卵逐渐发育为足月胎儿。

第12问中介绍了月经周期受卵巢分泌的雌、孕激素调控，月经不调必然反映原发或继发的卵巢功能障碍，或子宫内膜异常。常见的卵巢功能障碍是卵泡发育成熟的障碍、排卵障碍（无排卵、稀发排卵）、黄体功能异常。这些异常便可影响上述的先决条件，导致妇女不易怀孕。

136. 什么是不育症？不育夫妇应怎样配合医生进行检查治疗？

一对夫妇结婚后，有正常的性生活（一般定义为每周2次性生活）且不避孕，究竟多长时间未妊娠，才可认为是不育症？对这个问题的答复是1、2或3年，究竟哪种答案更合理呢？有人对此进行了研究，发现生育力正常的年轻健康夫妇不避孕，每月怀孕的概率约为25%。1年内怀孕的概率为85%，2年内怀孕的概率为93%。因此，不育症的定义以2年更合理。近年来结婚年龄呈推迟的趋势，在临床处理上，常常以1年未能怀孕就开始行不育原因的检查。

"不孕"与"不育"的含义有无区别？各地的理解似乎有差异，有的学者认为"不孕"指不能受孕，而"不育"指怀孕后出现流产、胚胎停育、早产等而不能生育足月健康活婴。国际上"不孕"指有严重疾病或先天缺陷而无受孕能力（绝对性不育），"不育"指尚未受孕及生育（相对性不育）。多数情况下这两个词常通用。

不育症的病因很复杂，男方因素、女方因素、男女双方皆不正常各约占30%。男方因素包括：内分泌异常、性交和射精障碍、睾丸疾病、附睾输精管疾病等；突出的指标是精液中精子密度、形态、活动度异常。女方因素包括排卵障碍、输卵管阻塞或排卵障碍、子宫疾病、宫颈疾病、子宫内膜异位症等。还有10%不育患者的病因依靠目前的检查方法不能查明，称为原因不明性不育症。因此，不育夫妇必须同时分别到妇产科和男科就诊。妇科医生需要至少2个月的时间，对夫妇双方做各项不育病因的检查，才能得出初步的诊断意见。这点希望患者要有耐心。

此外，一些妇科检查必须在月经周期的特定时间进行，一般都需经过预先约定，并有些预先的注意事项需患者配合执行。例如，女方排卵以及黄体功能须通过至少1个周期的基础体温测定、下次月经前5~9天孕酮浓度测定才能了解。至于哪天是排卵日须通过多次超声检查观察卵泡发育成熟及消失的过程，或多次尿LH峰监测才能断定。输卵管的检查须在月经干净后5~7天进行。男方精液检查须禁性生活5天后进行。请患者理解。

关于不育症的治疗需针对病因。例如，排卵障碍者采用促排卵药物治疗；黄体功能不足者采用孕酮或人绒毛促性腺激素改善黄体功能；输卵管阻塞可酌情行显微外科手术造口，但成功率很低。目前主张行"体外受精胚胎移植"助孕，每周期成功率25%~40%。男方引起的不育也需根据其不同程度及病因进行处理。男方少精症、宫颈或免疫因素导致的不育可将丈夫的精液经过特殊的培养液洗涤使精子获能、上游，选择优秀精子行"宫腔内人工授精"助孕。由于输精管梗阻所致严重少精者可行睾丸穿刺取精子，在显微镜下行"单精子卵细胞浆内授精"助孕。总之近年来辅助生育技术进展很快，给众多不育夫妇带来了福音。

137. 什么是黄体功能不足？怎样诊治？

第 7、第 8 问中介绍了卵巢排卵后卵泡壁细胞在垂体 LH 的刺激下形成黄体，黄体细胞分泌雌二醇和孕酮，促使子宫内膜呈分泌期改变，为孕卵着床做准备。黄体功能不足指上述黄体分泌雌二醇和孕酮不足，导致子宫内膜分泌反应不足，临床上可引起黄体期出血、不受孕、早期流产、反复流产等，也可不出现任何症状。

任何引起持续无排卵的病因在疾病的早期阶段皆可表现为黄体功能不足。主要有两种类型：

（1）卵泡发育不充分，小卵泡黄素化，这是由于早卵泡期 GnRH-LH 脉冲频率异常，FSH 不足或 PRL 过高或过低，或卵巢颗粒细胞缺陷引起。小卵泡黄素化反应必然不足。

（2）黄体期异常：排卵前 LH 峰缺陷，或黄体期 LH 分泌不足，或 PRL 水平过高，使黄体缺乏支持，或内膜孕激素受体不足。有研究报道黄体功能不足患者晚卵泡期系列 B 超检查发现 40%～46%优势卵泡正常，39%～52%为小卵泡。

（3）其他：盆腔生殖道异常（子宫内膜异位症）引起免疫性溶黄体因子增多。药物或人为干预：如氯底酚、溴隐亭过量，助孕过程取卵及 GnRHa 降调等黄体功能不足的患病率，因研究对象、诊断方法不同，结果差异大。正常生育人群患病率 5%～8%，不育人群 8%～65%，原因不明不育人群 10%～20%，习惯性流产人群 20%～40%，医生常为不生育、反复流产、黄体期出血的患者检查有无黄体功能不足。

诊断的方法：包括：①基础体温测定显示排卵后高温期短于 11 天，或幅度低，波动大；②下次月经前 5~9 天血孕酮水平低于 10ng/ml；③月经来潮 12 小时内子宫内膜活检组织学形态显示发育延迟 2 天以上。强调的是上述改变必须连续出现在至少 2 个周期中。

治疗的选择有：

（1）黄体期采用孕酮或人绒毛膜促性腺激素支持黄体功能。

（2）早卵泡期用氯底酚或促卵泡激素促进卵泡充分发育，避免小卵泡黄素化。

138. 什么是绝经过渡期、围绝经期、更年期？

绝经过渡期指妇女在 40 岁以后从生育期到非生育期的过渡时期，即生殖功能逐渐衰老的时期；它包括从临床特征、内分泌学及生物学方面开始出现卵巢功能衰退的征兆，一直到最终月经时止。一般以月经从规律转变为不规律之时为起点。有研究显示进入绝经过渡期的中位年龄为 45.5 岁，过渡期时限的中位长度为 4.8 年，月经最终停止（即绝经）是该阶段发生的重要事件。医学上规定中年妇女月经停闭 1 年后才能定为"绝经"，因此绝经时间难以预计，只能回顾性确定。我国城市妇女平均绝经年龄为 49.5 岁，农村妇女为 47.5 岁，美国妇女为 51.4 岁。绝经的年龄范围可在 48~55 岁之间。近半年来，月经初潮的年龄有提早的趋势，但绝经年龄的改变不明显。约 1% 妇女在 40 岁前即绝经，可诊断为"过早绝经"或卵巢早衰。如果迟至 55 岁后月经才终止，可称为"迟发绝经"。

"更年期"的术语始于 20 世纪 70 年代，意为从生育期到非生育期的变更时期。1994 年世界卫生组织在关于"90 年代绝经研究进展"会议上提出了"围绝经期"的新术语，定义为：40 岁后任何时期开始出现临床上月经不规律，血生殖激素浓度出现相应的改变，直至最终月经后 1 年末止。过去"更年期"常与"围绝经期"视为同义词而混用。因为前者定义欠明确，世界卫生组织曾建议废用"更年期"术语。

1999 年国际绝经协会对此提出了异议，认为"更年期"涵盖了女性生殖衰老的全过程，在围绝经期前和后各持续一个可长可短的时期；更年期含义较围绝经期更广。由于女性衰老过程中的诸多临床问题可出现在更年期的各个阶段，有时难以清晰区分；而且该术语使用的历史悠久，已被大众广泛认可和理解，故认为应该保留"更年期"的术语。基于同样的理由，本书仍选用"更年期"的术语。

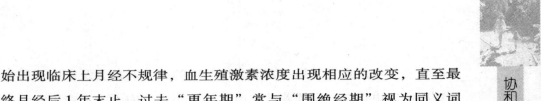 139. 近年来更年期妇女的保健为什么受到广泛重视？

更年期是妇女人生中的一个发展阶段。半个世纪前妇女的平均寿命约为 50 岁，那时大多数妇女在生育期结束后不久即先后去世，更年期妇女保健事业的重要性未被认识。

随着经济发展，营养状况和生活条件改善，医疗保健事业进步，全世界各国人口的平均预期寿命显著延长，在发达国家中为 75～80 岁。2010～2013 年我国妇女不同地区平均预期寿命也延长至 75～84 岁。然而全世界不同地区妇女的平均绝经年龄仍为 50 岁左右，并未后延，它远早于预期寿命。2012 年我国人口统计到 2009 年 59 岁以上的女性人口占总人口的 7.3%，绝经后妇女将继续生活 25～35 年。这段时间约占妇女整个生命期限的 1/3～2/5。

绝经后妇女身体内某些生理功能已逐渐衰退，一些疾病亦往往开始出现，如骨质疏松症与骨折、心脑血管病、肿瘤等。她们是社会医疗保险经费的主要消费者，也是社区医生的主要服务对象。因此，维护绝经后妇女的健康，使上述老年性疾病延迟或免于出现，有重要的社会意义及经济意义。另一方面，这时期的妇女对社会及家庭正担负着重要的历史责任，发挥着承上启下的作用，其中不少人在事业上可能正处于顶峰时期。因此，如何使这些具有丰富生活、工作和社会经验的妇女，避免、减轻或推迟某些症状所引起的困扰，预防疾病的发生，使她们身心健康，继续在各人的岗位上发挥其聪明才智，对社会及家庭继续做出贡献，这是广大更年期妇女的迫切心愿和医务工作者义不容辞的职责，同时也是社会进步、国家民族兴旺的需要。

近30余年来生殖医学研究的进展使人们能从生物学、神经内分泌学等方面清楚地阐明妇女青春期、育龄期、更年期生殖内分泌功能的生理变化，从而正确认识更年期各种临床表现及其与老年期某些疾病的联系。运用这些科学知识及现代药学的成就，延长妇女的壮年期，推迟由于绝经或衰老所产生不良影响的到来。因此，更年期妇女保健正受到全世界范围各科医生广泛关注，这是现代妇女应该感到庆幸的。

140. 人类女性生殖衰老的核心是什么？

人类女性生殖衰老的核心是卵巢内卵泡（内含卵母细胞）数目减少的过程加速，直至耗尽所导致的生育功能衰退、终止。这是一个不可逆、渐进、累积的过程，与男性生殖功能衰老过程显然不同。

1992年Faddy综合5位作者从因车祸或非卵巢疾病手术获得的110份从儿童期至51岁女性正常卵巢标本进行了形态学研究，发现其中始基卵泡数随年龄增加而减少。减少的速率自37岁起较37岁前加快了1.4倍。37岁时卵巢内卵泡数约25 000个，51岁时仅剩约1000个（见第5问图）。这意味着37岁后妇女生育能力下降加速。30岁以下妇女每个月经周期的临床妊娠率约为25%，40岁后的妇女每月临床妊娠率则下降为每月10%左右。

当然不同妇女生殖衰老的时间和进程受到遗传、种族、生活地区

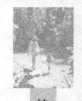

的海拔高度、气候、社会和家庭经济情况、营养、卫生习惯、疾病、接触不良因素（吸烟、环境污染物）、营养、经济、免疫等多方面的影响，存在很大的个体差异。长期营养状况不佳、有经腹子宫切除史、体重低、生活在高原者绝经年龄常提前，嗜烟者绝经年龄常提前1.5年。服用避孕药、月经初潮年龄、种族不影响绝经时间。

141. 妇女生殖衰老有哪些指标？怎样判断卵巢内剩余卵泡的数目（卵巢储备）？

人类生殖衰老过程中生殖激素、卵巢形态、月经周期有哪些变化？怎样判断卵巢内剩余卵泡的数目？这也是近年辅助生殖技术实行过程中为预测超排卵反应及可能获卵数要向患者回答的问题。目前公认的指标为：

（1）年龄：第 140 问中已阐明年龄大于 37 岁，卵巢储备降低。

（2）B 超检查双侧卵巢内直径 2 ~10mm 的窦卵泡数目或卵巢体积。

（3）早卵泡期（月经周期第 2~4 天）血 FSH 浓度：若 FSH ≥ 15IU/L 提示卵巢储备低下。

（4）早卵泡期血抑制素 B 浓度：抑制素 B 主要由小窦状卵泡的颗粒细胞分泌，其生理功能是对垂体有负反馈影响。卵巢卵泡数减少到一定程度，早卵泡期血抑制素 B 浓度下降，导致血 FSH 水平升高，此时血雌二醇浓度尚无改变；因此抑制素 B 是反映卵巢储备的敏感指标。

（5）血抗苗勒管激素（Anti-Mullerian Hormone，AMH）水平：女性抗苗勒管激素仅由卵巢内启动生长发育的窦前卵泡和小窦状卵泡（直径<4mm）的颗粒细胞分泌。直径>8mm 的卵泡即不分泌，不受垂体调控。血浓度与分泌量变化平行，且无周期性改变。其作用是防止卵泡过快地启动生长发育而后闭锁损耗。血抗苗勒管激素水平是反映卵巢储备降低最敏感、出现最早的指标。

目前国内临床上还不能常规测定血抑制素 B 和抗苗勒管激素水平。

142. 人类女性生殖衰老的分期系统——STRAW10 期分期系统

人类女性生殖衰老是一个长达 10 余年的过程。虽然受生活方式、体重等多种因素的影响，但皆遵循一个可预期的规律。认识衰老过程各阶段的生理变化、发展，及可能出现的临床问题有助于判断某个妇女大约处于哪个期别，鉴别正常与异常，以便做好保健、预防疾病。

国际医学专家们进行了 30 余年多个大规模、长期、前瞻性研究，随着认识的不断深化，多次修改了人类女性生殖衰老的分期系统，到 2012 年提出了最新的女性"生殖衰老研讨会"10 期分期系统（Stages of Reproductive Aging Workshop staging system），按英文首字母简称为 STRAW10 期分期系统。

该系统以最终月经日期为零点，此点以前为绝经过渡期和生育期，进一步分为 6 个亚期，以负数期命名。最终月经以后为绝经后期，以正数期命名，进一步分为 4 个亚期。因此总计为 10 期（见后页图）。现将各期特点简要介绍如下：

143. STRAW10 期分期系统中"生育期"是怎样分期的？

生育期共有 4 个亚分期（-5、-4、-3a、-3b 期），其持续时间不定。

生育早期（-5 期）：指女性月经初潮后有一段月经不规律的时期。

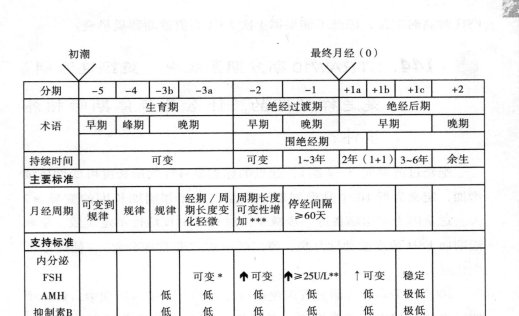

分期	-5	-4	-3b	-3a	-2	-1	+1a	+1b	+1c	+2
术语	生育期				绝经过渡期		绝经后期			
	早期	峰期	晚期		早期	晚期	早期			晚期
					围绝经期					
持续时间	可变				可变	1~3年	2年（1+1）		3~6年	余生
主要标准										
月经周期	可变到规律	规律	规律	经期/周期长度变化轻微	周期长度可变性增加 ***	停经间隔≥60天				
支持标准										
内分泌										
FSH			可变 *	↑可变	↑≥25U/L**	↑可变	稳定			
AMH		低	低	低	低	低	极低			
抑制素B		低	低	低	低	低	极低			
窦卵泡数		低	低	低	低	极低	极低			
描述性特征										
症状					血管舒缩症状可能	血管舒缩症状很可能	泌尿生殖道萎缩症状增加			

"女性生殖衰老研讨会" 10 期分期系统

生育峰期（-4 期）：月经具有规律性。

生育晚期（-3a 期）：起因是卵巢内窦卵泡数减少，最早的临床标志是血抑制素 b 和抗苗勒管激素水平降低。此时月经仍规律，早卵泡期血 FSH 浓度仍<10IU/L，生育能力却开始下降。

生育晚期（-3b 期）：标志为早卵泡期血 FSH 呈波动性升高。因窦卵泡数进一步减少和血抑制素 B 水平降低所致。高 FSH 过度地刺激窦卵泡的募集，提早选择优势卵泡而成熟，月经中期血雌二醇高峰提早出现，但峰值不变或升高，卵泡期及月经周期可能缩短，仍有排卵；黄体中期血孕酮峰值升高或不变，也可为短黄体期。正因为血

FSH 时高时正常，因此不能根据 1 次 FSH 高值诊断卵巢早衰。

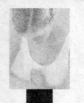

144. STRAW10 期分期系统中"绝经过渡期"是怎样分期的。什么是黄体期时相外事件？

绝经过渡早期（-2 期）：起点的标志是月经周期长度可变性持续增加，定义为近 10 个月经周期中反复出现相邻周期长度的变异≥7 天。这是因为卵泡储备进一步减少，对 FSH 的反应性不定所致。早卵泡期血 FSH 浓度波动性升高，雌二醇出现"非常规分泌"，使血浓度变化巨大。

2009 年 Hale GE 研究发现绝经过渡期妇女的排卵周期中，黄体中期后血雌二醇浓度反常升高，并持续到下个周期的月经期，被称为"黄体期时相外（luteal out of phase，LOOP）"事件。这可能由于高 FSH 刺激一批窦卵泡群额外的募集，并发育为优势卵泡所致。LOOP 事件不在生育峰期和绝经后期出现，在本期出现率为 27%。

其结局有 2 种情况：部分 LOOP 周期血高雌二醇在下个周期第 5 天诱发出 LH 峰而形成短排卵周期（14~23 天）。另外部分 LOOP 周期血高雌二醇在下周期月经期后降低，进入一个高 FSH、低雌二醇状态的"滞后期"，直到新一批卵泡被募集，而出现下个排卵周期的变化（长排卵周期）。因此 LOOP 事件可解释绝经过渡早期月经周期长度变异的出现。-2 期的持续时间不定。

绝经过渡晚期（-1 期）：标志是月经周期长度≥60 天，早卵泡期血 FSH 浓度≥25IU/L。Hale GE 的研究此期 LOOP 事件出现率为 30%。由于卵巢剩余卵泡更加减少，对 FSH 的不反应性增加；随着年龄增加上述高 FSH、低雌二醇状态的"滞后期"长度日渐延长、或长短变化加大，即卵泡可无序、间断地发育为正常排卵周期，或黄体不足周期，或发育不充分而闭锁形成无排卵出血周期，或形成一过性的滤泡囊肿导致高雌激素状态。绝经过渡晚期估计持续时间为 1~3 年。可能出现潮热、出汗等血管舒缩症状。

145. STRAW10 期分期系统中"绝经后期"是怎样分期的？

卵泡耗竭导致卵巢功能及月经终止。最终月经即绝经后分为 4 个亚期：

绝经后早期：最终月经后第 1 年（+1a 期）血 FSH 持续升高，雌二醇持续低减；第 1 年末断定已绝经，围绝经期结束。第 2 年（+1b 期）为高 FSH 和低雌二醇水平依然稍波动的时期。此 2 期最可能出现血管舒缩症状。最终月经后第 3 年起（+1c 期）高 FSH 和低雌二醇水平达到平台期，估计持续 3~6 年。因此整个绝经后早期持续 5~8 年。

绝经后晚期（+2 期）生殖激素变化很小，乳房、生殖器官、其他器官逐渐老化明显，如泌尿生殖道萎缩症状较普遍。目前未另分出老年期，其含义直到生命终止。

146. 妇女生殖衰老过程中血雌二醇水平是在哪期开始降低？绝经后妇女体内还能生成雌激素吗？

可能你们会奇怪，上述分期系统中女性最主要的雌激素水平究竟在哪期开始低落？过去似乎认为出现更年期症状（指潮热、出汗）就意味着雌激素低落，其实不然，从 142~145 问中可知在绝经过渡晚期和绝经后早期为潮热、出汗的高发时期，此时血雌二醇水平处于时高时低的巨大波动阶段；正是由于这种波动引起了上述症状。体内雌激素水平持续低落要到绝经后第 3 年的平台期（+1c 期）。

在门诊有时会遇到这种情况：30~40余岁的妇女拿了一张月经周期第3天的化验单来询问"雌二醇水平30pg/ml，是否太低？我还有潮热易出汗，是否要更年期了？要补雌激素吗？"再问其月经基本每月1次，经期5~6天，经量中等。这是不了解月经周期中基本上每天血雌二醇水平都有波动，在周期中期可升高达峰（300pg/ml左右），然后迅速降低，下次月经前7天左右有第2个高峰（150~200pg/ml），然后又降低。临床上不可能为显示这些波动而多次抽血，但只要月经正常，体内雌激素水平不可能过低。至于潮热出汗等血管舒缩症状可有多种原因，因此对每个患者必须结合月经情况择时测定血LH、FSH、E_2、P水平后才能决定是否需要和怎样补充雌或孕激素。

绝经后第2~3年起妇女卵巢已基本不分泌雌激素及孕激素。血内雌二醇浓度由50~300pg/ml（180~1300pmol/L）下降到20pg/ml（25~80pmol/L）以下，那么雌激素有无其他来源？研究证明，此时妇女体内雌激素的主要来源是：由肾上腺分泌的雄激素转换而来的，转换的部位在脂肪组织、肝脏、肾脏等处，主要的雌激素为雌酮。绝经后妇女转换速率较育龄妇女快1倍，血内雌酮浓度为90~150pmol/L。肥胖妇女较纤瘦妇女转换得快，体内雌酮水平相对较高，但仍明显低于育龄妇女（100~400pmol/L）。

147. 绝经后生殖器官及下泌尿道会有哪些变化？

绝经后妇女体内雌激素水平低落，生殖器官及下泌尿道逐渐产生一系列与青春期反向的改变。现分别介绍如下：

（1）卵巢：绝经后妇女卵巢逐渐萎缩，体积减小约至育龄妇女的1/3，表面褶皱，质地变硬，成为一团纤维组织。卵巢内已见不到卵泡，或仅剩个别退化或不发育的卵泡。卵巢内间质细胞却有增生，这些细胞仍分泌雄激素。因此，绝经后妇女卵巢分泌雄激素量仅较育龄

妇女略微减少，血睾酮浓度从 40～70ng/dl 下降到 30～40ng/dl，换言之，绝经后妇女体内雄激素/雌激素的比值增高，临床上常可见到面部出现多毛。

（2）子宫：绝经过渡期妇女的月经可能为无排卵出血，子宫内膜受单一雌激素刺激，缺乏孕激素对抗，易出现内膜增生。绝经后子宫逐渐萎缩，原有肌瘤者体积逐渐缩小，子宫内膜逐渐萎缩变薄。但一旦有机会重新接触雌激素和孕激素时，仍可引起增殖、增生或分泌改变，仍可有子宫出血。有时子宫内膜可有局部区域增生形成息肉，它可与萎缩内膜同时并存，引起绝经后妇女再次出血。此外，子宫颈亦萎缩，分泌物减少，颈管可变短变窄甚至堵塞。如果宫腔内有感染时，可引起宫腔积脓。

（3）阴道：绝经后阴道血供减少，黏膜上皮变薄，褶皱及弹性日益消失，阴道缩窄变短，分泌物减少。不仅如此，黏膜上皮内糖原减少，在阴道杆菌作用下生成的乳酸亦减少，阴道原有的酸性环境转变为碱性环境，致使抵抗力下降，易因外界细菌的侵入而发生感染。

（4）外阴：外阴萎缩改变出现较晚。可表现为大小阴唇皮下脂肪减少，真皮及黏膜变薄，血管弹性纤维退化，腺体分泌减少，外阴因而干皱，阴道口缩窄。

（5）下泌尿道（膀胱及尿道）：膀胱及尿道的黏膜与阴道黏膜在胚胎期系同一来源，雌激素缺乏时膀胱、尿道的黏膜亦萎缩变薄，抵抗力下降，易发生泌尿系感染；同时肌层和结缔组织也萎缩、张力减低，膀胱尿道括约肌张力减低，可有尿频、尿急、咳嗽时尿失禁等表现。尿道口可出现"肉阜"。

（6）其他：妇女生殖器官是借助盆腔内许多韧带的牵引及盆底肌肉筋膜而维持在正常的位置。绝经后盆底肌肉及盆腔韧带及结缔组织的张力及弹性下降，盆底变得松弛，可能会出现子宫下垂、膀胱膨出、直肠膨出等现象。

148. 更年期妇女的骨骼会有什么变化?

骨骼由有机成分、无机成分及水组成。有机成分包括骨细胞、成骨细胞、破骨细胞及胶原纤维,无机成分主要是含丰富钙、磷的羟磷灰石。

骨骼和其他组织一样处于不断地清除旧骨、重建新骨的状态中。骨重建过程由众多"骨重建单位"的破骨和成骨的偶联机制实现。经典的骨重建周期的过程如下:首先是破骨细胞群募集到需要更新的旧骨表面,破骨细胞将骨钙释放入血循环,并形成洞穴,称为"骨吸收"。然后成骨细胞在该洞穴处充填基质和Ⅰ型胶原,促使周围体液中的钙、磷沉积于骨基质及胶原纤维上,形成矿化的新骨,称为"骨形成"。破骨与成骨过程的速率处于动态平衡状态中。

幼年及青年期成骨速率高于破骨速率,骨量逐渐增加。至 25～30 岁时达到高峰,称为骨峰值。骨峰值的高低 80% 由遗传因素决定,其余 20% 由饮食、运动、激素、药物、体重、慢性疾病等因素决定。在生长发育阶段,补充钙剂者的骨峰量较未服钙剂者约多 10%。

妇女 30 岁后破骨速率高于成骨速率,骨量逐渐丢失,每年丢失 0.25%～1%。雌激素抑制破骨细胞活性,刺激成骨细胞合成胶原,促进肠道对钙的吸收,总的效果是保护骨健康。

绝经后 10 年内由于雌激素低落,骨量丢失速度增快 2～3 倍。尤其在绝经后 3～5 年丢失最多。主要影响的是松质骨(如脊椎、股骨近端等)。有研究显示从骨峰值期到 71 岁腰椎松质骨共丢失峰值骨量的 54%,而绝经初 3 年内骨丢失量占总丢失量的 3/4,绝经初 5 年内平均每年骨量下降 3%～6%。

其他因素如:衰老引起成骨细胞功能下降,肠钙吸收减少,皮肤合成维生素 D 减少(由于户外活动少)等也加重了骨量的丢失(对全身骨骼影响相同),这种改变不能被妇女自己所察觉,但不可避免地悄悄进行着。骨质日益变薄，其内空隙日益增大，骨骼坚度日益下降，变脆而易于骨折。这就是绝经后骨质疏松症。

149. 绝经后妇女心血管系统会有什么变化？

育龄妇女心血管病发病率低于同年龄男性，可能是雌激素起保护作用，50岁后发病率急剧增高与男性无差异。绝经后妇女心血管系统的下列变化皆为发生动脉粥样硬化的高危因素。

（1）血脂：人体内的脂质有胆固醇、甘油三酯（即中性脂肪）及磷脂等，它们在血液中必须与蛋白质结合成脂蛋白，才能循环运转。主要的血浆脂蛋白分为4种，即乳糜微粒、低密度脂蛋白胆固醇（LDL-C）、极低密度脂蛋白（VLDL）（主要含内源性甘油三酯）及高密度脂蛋白胆固醇（HDL-C）。它们的结构、代谢、物理性质及化学组成各不相同，因而与动脉粥样硬化发病的关系也不相同。能加速动脉粥样硬化形成的是LDL-C与VLDL，而HDL-C能将沉积在动脉壁细胞中过多的胆固醇运送到肝脏进行代谢，故具有抗动脉粥样硬化的作用。

（2）绝经后，妇女血内的总胆固醇、甘油三酯、LDL-C水平显著增加，HDL-C浓度显著降低，这是由于雌激素缺乏，对肝脏胆固醇代谢酶的作用减少所致。人工绝经的妇女也有上述改变。这些血脂的改变与绝经后妇女动脉粥样硬化性冠心病的发生率增加有关。

（3）糖代谢：绝经后妇女由于机体基础代谢率日益降低，体力活动相对减少，所需热量较年轻时少，因此如不重视及时限制进食量，体重就会逐渐增加而发胖。皮下脂肪多在下腹、臀髋、腰、大腿等处堆积，致使体态臃肿、活动不便。绝经后妇女有发生胰岛素抵抗的倾向。胰岛素是避免进食后血葡萄糖水平过高的一种激素，绝经后体内各组织对胰岛素作用的敏感性降低，人体就要分泌更多的胰岛素，才能使血糖维持在正常水平，因此血胰岛素水平会增高。

（4）凝血与血流动力学：血中促凝血和抗凝血物质水平有上升。体内小动脉张力及血流不稳定，外周小血管阻力增加，这些改变除与潮热的发生有关外，还可能影响心脏、脑等重要脏器的血液供应。

150. 更年期妇女身体其他器官会产生哪些变化？

乳房：绝经过渡期妇女受波动雌激素的影响，可感到乳房胀痛，或增生形成结节肿块。绝经后妇女雌激素水平低落，乳房便逐渐变小、松软及下垂，内部的乳腺腺体、间质及脂肪组织亦逐渐萎缩，乳房塌陷。

皮肤及其附属器-毛囊、皮脂腺是人类第二性征主要表现部位之一，皮肤局部适量的雌激素及雄激素是女性皮肤外貌、皮下脂肪分布及女性体毛特殊分布所必不可少的。当然遗传因素、饮食、生活、工作环境对皮肤外貌亦有影响。雌激素能增加真皮的厚度，减慢结缔组织内Ⅰ型胶原（与骨组织内的胶原相同）的分解速度。它还可使表皮增殖，改善皮肤的弹性及血液供应。因此年轻女子的皮肤丰满、润泽而富有弹性。

绝经后妇女体内雌激素减低，表现在表皮、真皮、皮下脂肪萎缩，使皮肤逐渐变薄、干燥、形成皱纹。真皮弹性蛋白、Ⅰ型胶原代谢加快，质量降低；皮脂腺分泌减少，皮肤松弛而无弹性。突出的是面、颈部出现许多不美观的皱纹，眼睑及下颌部位形成袋状隆起，面部显得臃肿。有时还可出现点片状色素斑，日光曝晒后更为加深。头发则变得干燥灰白，或因脱落而稀疏分布。

绝经后妇女皮肤的触觉、痛觉和温度感觉亦有所减退；伤口愈合速度减慢，组织再生能力亦较差；对细菌、真菌或病毒等病原菌侵入的抵抗力亦减低。

眼：更年期妇女眼内晶状体逐渐老化，可塑性逐渐消失。当看近物时晶状体调节能力逐渐丧失而不能看清物品，这种现象称为"老视"。若原有近视的妇女将会发现远视力有所改善。到老年期晶状体含水量日益减少，脂类成分增加，不溶于水的硬蛋白增加，临床上表现为"白内障"。

口腔牙齿：中年人口腔内牙龈及齿槽骨很容易发生退化性改变，引起齿槽骨吸收、牙周感染或齿槽溢脓，牙齿松动。严重时必须拔除病齿，安装义齿。此外唾液分泌减少而口干。

151. 更年期妇女常见的临床问题——月经异常

更年期妇女的月经周期从一贯规则转变为终止，经历怎样的过程？回答是：转变模式多种多样。143～145 问中已介绍：首先是月经周期或经期长度的缩短，继之为不规律：正常排卵周期、短排卵周期与长排卵周期、无排卵周期无序交错地出现；随时间的推移，后 2 种周期日益增多，直到最终月经。

有报道回顾性分析 500 例妇科围绝经期住院患者的月经记录后分为 3 种类型：

（1）70%为月经间隙时间逐渐延长，经期缩短，经量渐少最终停闭。

（2）18%为月经频至或经期延长或经量增多或不规则出血，然后逐渐过渡到绝经。

（3）12%为突然闭经 1 年以上。

第 2 种类型中 19%为恶性或癌前病变，12%为良性病变须药物或手术治疗，其余为排卵障碍所致。因此中年妇女月经不规则不一定就是绝经的预兆。

什么情况应到医院检查？现今妇女有定期预防子宫颈癌的体格检查，中老年妇女都应按时参加，应将自己的月经状况也一并告诉医生，必要时进行生殖激素检查，以判断是否处于绝经过渡期，或处于哪个亚期？近半年内如有多次月经量过多，或周期过频，或经期延长，甚至不规则出血更应找妇科内分泌医生就诊。至于月经延期、经量减少、经期缩短也应检查除外妊娠、无排卵出血或其他子宫疾病。

绝经过渡期妇女卵巢停止排卵，而卵泡却仍有一定程度的发育，单一雌激素影响可引起妇女水肿、乳房胀痛、腹胀、头痛、头晕、烦躁等不适，与经前紧张征可十分相似。也应做相关检查予以鉴别。

152. 更年期妇女常见的临床问题——血管舒缩症状或心血管症状

妇女在更年期可能出现一系列症状，其中有些是更年期所特有的，医学上称之为"更年期综合征"或"围绝经期综合征"。

更年期的各种症状是逐渐出现的，症状的多少及其严重程度有很大的个体差异。影响症状严重程度的因素很多，如个人一贯的精神状态及神经类型、遗传因素、体重、卵巢功能减退的速度、社会文化因素（对绝经的态度）等。曾有北京东城区的流行病学调查表明，约73%的40~65岁的妇女都至少有一种症状，但症状严重需要特殊照顾及治疗者仅约10%。

最有特征性的更年期症状是潮热，也称为"自主神经系统功能失调或血管舒缩不稳定症状"。潮热发作时，轻者仅有短暂的发热感，几乎不引起注意；重者先感到胸前、颈部发热，然后热感如潮水样迅速涌向面部，面部皮肤顿时潮红，随即全身有轻微的出汗或者大汗淋漓，以至旁人皆能见到，继而又转为畏寒。发作时若医生进行细致的检查，可发现手指、足趾皮肤温度上升，因出汗可使皮肤的电阻下降，脉搏加速等。发作多在夜间睡眠时或清晨，往往因此而惊醒，其频度可由每日1~2次至数十次，持续时间可由数秒至数分钟。潮热频繁发作时，妇女的其他症状如：心神不定、焦虑不安、失眠、紧张、乏力、烦躁等也严重，日常工作可受到影响。

75%~85%的更年期妇女会发生潮热，但症状严重，引起很大痛苦者仅占10%~20%。发生时间与绝经之间的时间关系亦很不一致。有调查显示，月经规则的妇女中17%有潮热症状，绝经过渡期晚期（-1期）潮热发生率达40%~85%，绝经后1~2年（+1a期，+1b期）则50%~65%有潮热。还有25%~35%妇女在绝经后5~10年，10%在绝经15年后仍感到潮热。应激、抽烟、饮酒、进食及含兴奋剂的饮料、辛辣食品及室温过高等情况下，可能会加重潮热的症状。

自主神经系统功能失调还可引起身体其他部位的血管舒缩功能异常。

（1）心悸、心前区憋闷或疼痛：有调研显示发生率为40%~60%。易误认为心绞痛，而且心电图可时有轻微异常。但实际无心脏器质性疾病。常见于性格内向的妇女，常伴有烦躁、疲乏、失眠等神经衰弱症状。

（2）高血压或血压波动：有报道发生率为20%~50%不等，常常是收缩压先升高。这是动脉硬化性心脑血管病的重要危险因素。降血压治疗使收缩压下降10mmHg，可减少冠心病事件的26%和卒中风险的29%。

（3）其他：如头部供血不足可引起眩晕，手足供血不足而有手足冰冷；消化道功能失调而有恶心、呕吐、腹胀、便秘等。

153. 更年期妇女常见的临床问题——神经精神症状

（1）睡眠障碍：是较常见的主诉，发生率为30%~60%不等。以失眠多见。可表现为不易入睡，或入睡后极易惊醒而不能再入睡，或多梦、早醒；重者彻夜不眠，服安眠药仍不能奏效。由于失眠患者往往感到疲劳和焦虑，焦虑又可以加重失眠的程度，形成恶性循环。

引起失眠的原因很多，各个年龄段男女尽管健康状况良好，亦会因工作紧张、人事问题或其他多种原因而偶有失眠。更年期妇女失眠的原因一方面是因为潮热发作对睡眠的干扰，另一方面亦可能与体内雌激素水平波动或不足有关。因为雌激素对大脑皮层有抑制作用。雌激素缺乏时大脑的抑制过程减弱，兴奋过程相对过高，两者的平衡状态遭到破坏，便表现为失眠。有研究表明，采用雌激素治疗后，睡眠时间稍有延长。

（2）心理精神症状：更年期妇女在家庭及社会的作用、地位发生了变化，加上体内激素失去平衡及种种症状的困扰，往往会引起妇女各种心理反应及精神面貌的变化。例如发现自己面部皱纹增多、头发花白、体态变胖、风韵减退，往往产生一种失落感或多疑感；又如因离职、退休离开了集体，儿女多已离家学习或工作，体力不足而社交活动减少，逐渐产生孤独感，感到生活乏味，从而产生消极悲观，焦虑、抑郁、自怜、激动易哭。以脑力劳动为主的知识界妇女如仍在岗因记忆减退，思维不能集中，常影响工作效率而感到担忧、恐惧、紧张。有的性格或行为发生变化，平时脾气温文尔雅、处世宽容大度的妇女也可能会变得脾气暴躁、喜怒无常，或心胸狭隘、敏感多疑，或自私、忌妒、冷漠、乖僻，不顾全大局。有的唠叨不休，以宣泄心中的郁闷，有的爱发无名火，事后又后悔不已，对此感到焦虑不安，严重时可负自罪、轻生、偏执妄想等。这些消极的心理活动往往造成各器官生理功能的阻抑，引起消化不良、食欲不振、血压升高等，久而久之可能会引起疾病。

上述各种精神症状不仅是绝经引起。个人平素的性格特征、神经类型、职业、文化背景、经济状况、环境因素等都与症状的严重程度有关。年轻时情绪稳定的妇女更年期精神状态亦较稳定；年轻时就神经过敏精神脆弱者绝经时易发生精神症状。农村妇女多数很容易渡过更年期。反之生活富裕、条件优越、社会地位或知识层次较高的妇女出现心理障碍及情绪症状较明显，持续时间亦较长。尤其是个人自我调整、适应环境的能力与症状的轻重关系很大。善于调整者即便有悲观、抑郁情绪，亦会想方设法转移注意力，从积极方面尽力排解，恢复正常的情绪。

（3）认知障碍：雌激素低落可能影响脑内海马、边缘系统等脑区的结构与功能，引起认知障碍。轻度患者表现为学习功能（包括记忆、定向、计算等）的减退，但未影响日常工作和生活。老年性失智症（阿尔茨海默病）是一种以记忆障碍、失认、失去执行功能并伴有精神症状的进行性神经退化性疾病。其发生与遗传、营养、环境污染等有关，可能与雌激素低落也有关。

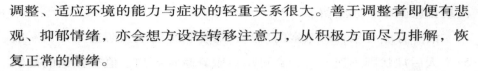

154. 更年期妇女常见的临床问题——泌尿生殖道萎缩症状

绝经后晚期可逐渐出现下列泌尿生殖道萎缩症状：

（1）外阴阴道萎缩：临床表现为阴唇变小、皮脂腺分泌减少、外阴瘙痒、阴道口缩窄。阴道干涩感，性交痛或引起浅表创伤而点滴出血。外界细菌易于侵入引起老年性阴道炎，甚至宫颈炎、子宫内膜炎。患者阴道分泌物增多，色黄如脓性，有时伴少量血性分泌物。检查时可见阴道黏膜明显充血，且有散在出血点。有研究显示绝经后妇女中阴道干涩率约 60%，生殖道感染率约 32%，其中老年性阴道炎占 13%。

（2）下泌尿道萎缩：患者有尿急、尿频（定义为日间排尿 ≥8 次、夜尿 ≥2 次，每次尿量少于 200ml）、急迫性尿失禁等症状。有报道 65 岁以上妇女中约 50% 有上述不适。反复泌尿道感染（定义为每年发作 ≥3 次）患病率为 10%~15%。膀胱过度活动症系逼尿肌过度活动或其他功能障碍引起，表现与上述相仿。其发生与雌激素低落失去控尿作用有关，但腹压增加时（咳嗽、喷嚏等）尿失禁与雌激素无关。偶尔有老年妇女反复尿道感染引起膀胱颈结缔组织增生而梗阻，出现排尿困难、尿潴留。

治疗方法可用含雌激素的坐药，每晚临睡前放入阴道一片，一般5~7天后症状即迅速缓解，亦可用口服雌激素制剂。值得强调的是阴道黏膜很容易吸收雌激素，用药过度会引起子宫内膜增生及出血。老年性阴道炎常易复发，故症状缓解后可减量间断使用。

对膀胱过度活动症可用抗毒蕈碱药物和阴道局部雌激素制剂治疗。

155. 更年期妇女常见的临床问题——性功能与避孕

绝经是否会妨碍妇女的性生活？生育能力丧失是否伴随性欲消失？甚至女性气质的消逝？回答是否定的。生儿育女是女性生殖器官的生理功能，而性欲却是与心理有关的复杂问题，两者之间无直接的联系。更年期妇女仍具有性欲，仍可进行和谐的性生活。

多数更年期妇女性欲较年轻时低。一方面因为年龄增长，性交时达到性高潮所需的时间较长；另一方面阴道弹性及张力减退，实际长度及宽度缩小，腺体分泌亦减少，性交时女方感到干涩、不适或疼痛，或黏膜可有擦伤或继发感染，或性交后数小时内排尿时有烧灼感，使女方不愿再性交。其实停止一段时间性生活，即会自然恢复。相反，有些妇女反而感到更年期性生活较育龄期有更大的自由度。她们不必再担心怀孕，不必因月经期而有所克制，不再受周围儿女的干扰，婚姻稳定，社会及家庭劳动减轻，心理负担及精神压力减少，有人甚至称之为"第二次蜜月"。她们的性欲不但不减弱，反而增强了。性欲增强还可能与卵巢继续分泌雄激素有关。

更年期妇女还可能怀孕吗？采用什么避孕措施较合适？答案是肯定的，尽管妊娠机会已明显减少，但只要有月经就有可能排卵，妊娠的可能性仍存在。有报道显示40~44岁的妇女每年妊娠率在10%左右，45~49 岁的妇女则每年为 2%~3%。50 岁以上的妇女虽然怀孕者很少，但并非绝对不能受孕。罕见的情况是，妇女月经已停止数月，自认为已绝经，但最终却证明由一个"迟到的胎儿"所致。因此接近绝经期，或已短期闭经的妇女仍应坚持采取可靠的避孕措施，直至闭经 1 年以上才可解除避孕。如果因未避孕而怀孕，人工流产对身体的损害程度将大大高于年轻妇女。如继续妊娠，则发生难产及胎儿异常的机会亦较年轻妇女多。

避孕的措施以阴道隔膜或男用避孕套、外用避孕药膜为宜。如外阴阴道分泌物少而出现不适或性生活困难时，可配合用些润滑剂。更年期妇女排卵已失去规律，难以确定何时为真正的安全期，因此安全期避孕法效果不可靠，不应选用。由于口服避孕药可能引起血脂不利于健康方向的改变，增加了心血管疾病、胆石症或血栓栓塞性疾病的发生机会，因此 40 岁以上的妇女皆不宜服用。更年期妇女本来就有发生月经紊乱的趋势，宫内节育器有引起月经量多或淋漓不止的副作用，从而加重更年期的月经紊乱。但如果在育龄期放置宫内节育器以来，避孕效果一直很好，进入更年期后月经的变化又不显著，则可将宫内节育器保留到绝经后 1 年时取出。此时宫颈管尚未萎缩，取器应无困难。如果进入更年期后出现不规则流血，应尽早取出宫内节育器，观察症状变化。必要时做进一步检查，弄清出血原因，及早适当治疗。如果已绝经多年尚未将宫内避孕器取出，是否可以不取？再取会不会有困难？回答是：应该取出。若因子宫萎缩而有困难时，医生会先给一些雌激素服用几天，然后再取，一般都有把握。

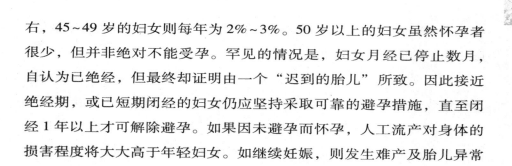 156. 更年期妇女常见的临床问题——肌肉关节症状

（1）肌肉症状：主要为肩、颈、腰背肌肉疼痛和小腿、足底肌肉痉挛。绝经后约 15% 出现骨骼肌肉量下降和肌力的丢失，形成"少肌

症"；可能与运动少、蛋白质摄入不足有关。肌肉无力可能易于跌倒，随之而来的问题可能是创伤、骨折。

（2）关节症状：常见原因是骨关节炎。这是由于关节软骨进行性退化性改变引起。表现为关节疼痛、肿胀、活动受限，严重者导致工作和生活自理能力下降。常发生在膝关节、髋关节等。疼痛原因常因为关节边缘骨质增生、关节囊退变、滑膜炎等。诊断需行 X 线摄片及骨科医生决定。

肌肉关节症状十分常见。2003 年香港更年期妇女的流行病学调查显示肌肉关节症状的发生率占首位。2008~2011 年我国大陆多个相似的调查结果则位居前 1~4 位，潮热却居第 4~5 位。

157. 更年期妇女常见的临床问题——绝经后骨质疏松症

骨质疏松症是一种以骨量低下、骨微结构破坏，导致骨脆性增加易于骨折为特征的全身性骨病。分为原发性和继发性两类，前者包括绝经后骨质疏松症、老年性骨质疏松症、特发性骨质疏松症。后者由于患骨代谢受损的疾病、或服用影响骨代谢的药物等引起。绝经后骨质疏松症一般见于绝经后 10 年内。老年性骨质疏松症指 70 岁后发病者。特发性骨质疏松症主要在青少年发生，病因不明。

骨质疏松症的危险因素包括：不可变因素如黄种人群、老龄、绝经后、母系家族有骨质疏松症和骨折患者；可控制因素如纤瘦体型、嗜烟、酗酒、低性激素、饮用咖啡或碳酸饮料过度、缺乏负重活动、长期摄入钙或维生素 D 不足、服用影响骨代谢的药物（化疗药、皮质激素、肝素、甲状腺片）等。

患者个子逐渐变矮，出现驼背、腰腿痛等，稍微用力或不慎滑倒后即发生腕部、脊柱或下肢骨折（称为脆性骨折）。总体上 60~70 岁的老人中约 1/3 有骨质疏松症；80 岁以上老人半数以上有本症。50

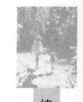

岁以上的妇女患腕部、髋部、脊椎等任何一种骨折的概率为40%。我国已进入老龄社会，近10年来北京地区妇女髋骨骨折发生率增加2~3倍。这些骨折患者的医疗护理费用耗资甚多，常因引起并发症而导致死亡或残疾，成为严重的公共卫生及社会医疗问题。

医生诊断骨质疏松症的金标准是利用双能X线吸收法测量腰椎和髋关节的骨矿含量及骨密度。骨密度反映约70%的骨强度。将所测得的骨密度值与同种族年轻妇女的平均骨峰值比较，若低于该平均骨峰值不足1个标准差属"骨量正常"；若低于该平均骨峰值1~2.5个标准差之间可诊断有"低骨量"；若低于该平均骨峰值2.5个标准差以上，便诊断为"骨质疏松症"。骨折发生的风险与低骨密度有关。骨密度每下降1个标准差，骨折的危险性就增加0.5~1倍。

绝经后骨质疏松症的预防和治疗包括以下措施：

（1）基础措施和药物：健康的生活方式（富钙低盐适量蛋白质饮食、适当户外活动、戒烟、少酒）、防止跌倒（穿低跟软底大小合适的鞋）。推荐每天钙摄入量为1000mg，除饮食中获钙约400mg外，应补充元素钙600mg。推荐每天维生素D摄入量400~800IU（10~20μg），需长期服用。必要时在医生指导下检测血和尿钙水平。

（2）药物治疗：用药适应证为低骨量伴有骨质疏松危险因素，或已有骨质疏松症，或已发生脆性骨折。可选的药物有：抑制骨吸收药物（雌激素、双磷酸盐、降钙素、雷洛昔芬），促进成骨药物（甲状旁腺激素、替勃龙）等。

158. 什么是人工绝经？

自然绝经是指由于年龄增长，或体内其他疾病引起卵巢功能自然衰退所造成的绝经。某些妇女在正常绝经年龄前，子宫或卵巢发生了癌瘤等严重疾病，为了挽救生命，不得已手术切除了双侧卵巢（或同时切除了子宫）；有的进行了放射治疗，卵巢组织遭到破坏，这些妇女既不能再生育，卵巢亦不再有功能，称为人工绝经。

单独切除子宫而保留一侧或双侧卵巢者，不列为人工绝经。因为虽然没有月经来潮，卵巢仍有功能。这些妇女什么时候才算绝经，需要根据患者的临床表现及血内激素的测定结果断定。有研究显示切除子宫的妇女绝经时间可能提前，这与原有疾病的性质及严重程度、手术范围和术者技巧有关。

人工绝经时，体内雌激素水平突然降低，机体缺乏逐渐适应的过程，所引起的各种症状往往较自然绝经严重，可能引起患者较大的痛苦。因此，对育龄期妇女良性疾病需行子宫切除时，是否保留单侧或双侧卵巢，要与患者沟通及权衡利弊后决定。绝经后妇女或已完成生育任务，且有卵巢癌高危因素、严重恐癌、所在地区医疗条件差、患者坚决要求的妇女在行子宫切除术时可同时切除双侧卵巢，以避免日后因卵巢疾病而再次手术。但年纪较小仍有规律月经或要求再生育、非卵巢癌高危、患者珍惜卵巢者则应尽量保留卵巢。

双侧卵巢切除的妇女血雄激素的水平较自然绝经者低，因此在补充雌激素时可考虑选用有雄激素活性的制剂（如替勃龙），以弥补体内激素之不足，减轻症状，防止生殖器过早萎缩及过早骨量丢失，恢复正常生活及工作能力，是否用孕激素决定于是否同时切除子宫。

159. 什么是早绝经？

早绝经指 45 岁之前进入绝经状态，理论上包括卵巢早衰（见第79 问）。现在还有一个医学术语"原发性卵巢功能不足"，其含义为早绝经或卵巢早衰的前期，相当于绝经过渡期。早绝经的原因可能与卵巢早衰类似。诊断及处理方法也相同。

卵巢早衰和早绝经的女性与正常年龄绝经的女性比较，发生乳腺癌的风险较低，但骨量丢失加速较早，易于发生骨质疏松症；冠心病发生的风险可能增加。因此雌、孕激素治疗在这个人群中的受益明显大于风险。应该至少应用到自然绝经平均年龄，之后按照绝经后雌、孕激素治疗的原则处理。

160. 更年期妇女应怎样进行自我保健？怎样延缓衰老，减少疾病？

更年期是每个正常妇女都必然经过的生理阶段。虽然这时她们中很多人还肩负着工作、家庭两副重担，但体内生理变化及各脏器都已发生了由盛趋衰的转变，某些老化的征象已开始显露，许多老年病亦悄悄地埋下了隐患。因此广大更年期妇女应该运用现代医学知识，自觉维护自己身心的健康，保持乐观情绪，以便有充沛精力，清晰思维，良好智能，延缓体内各器官生理功能的衰退及老化，有意义地渡过生命后三分之一的时期，继续对社会及家庭做出贡献。

提到延缓衰老，人们常想到古代许多帝王千方百计寻找"长生不老"或"返老还童"的灵丹妙药，其实药物治疗只是诸多措施中的一项。延缓衰老应依靠综合的科学措施，即：

（1）良好的心理状态。

（2）和谐的家庭生活。

（3）规律的生活制度和良好的卫生习惯。

（4）合理的饮食调配。

（5）科学的健身锻炼。

（6）皮肤美容保健。

（7）定期健康检查。

（8）适当药物治疗。

161. 更年期妇女怎样保持良好的心理状态？

更年期到来是完全预料之中的，在某种意义上说是一种美好而崭

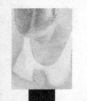
新生活阶段的开始。妇女只有对更年期的自然规律及基本知识有所了解，才能在一些症状出现时，从容不迫及正确对待。应意识到自己在社会及家庭中地位作用的改变，进行必要的自我调整，消除忧虑，培养乐观、开朗、稳定的情绪，愉快地渡过这段时期。

例如，退休在家可合理安排生活，避免过于闲散而乏味厌世。进行适当有益的社会或家庭劳动，如参加民办企、事业单位的工作，为子女抚养第三代等。培养一些业余爱好，如烹调、缝纫、栽花、手工编织、欣赏音乐、钓鱼、下棋、练拳习武、练字、绘画、阅读书报、旅游等，增加生活情趣，精神有所寄托。在职妇女要适当掌握工作量，注意劳逸结合，防止积劳成疾。实践证明合理用脑不但无害，反能延迟大脑的老化。同时应注意加强营养，补充脑细胞需要的蛋白质。

如在工作和家庭生活中遇到一些不顺心的事情，要学会妥善处理。只要属于非原则性问题，应从大局出发，换位思考，善于理解，豁达大度，冷静处理，主动建立良好的人际关系。不必斤斤计较，或暴跳如雷，或郁闷在心。周围的亲友、子女、同事要给予思想疏导，解除疑虑，关心及劝慰。对情绪不稳定的妇女，可到精神科或心理医生处倾诉郁闷，咨询或进行精神心理治疗，帮助她们摆脱苦恼，恢复自我控制情绪的能力。有时可服一些镇静剂或抗抑郁剂。

162. 更年期妇女怎样维护和谐的家庭生活？

中年人是家庭的支柱，上有老人需照顾，下有子女要抚养，一天繁忙的工作之余，回到和睦温暖的家庭环境中，可减轻疲劳，获得良好的休息，有益于健康。家庭和谐还有利于淡化子女离家及老龄带来的孤独忧伤之情，有益于长寿。反之，如果家庭成员间猜疑争吵，口角频繁，人就忧愁焦躁，茶饮不思，睡不安寝，不但增加精神负担，还因不良情绪增加患病的可能。

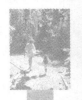

中年夫妻爱情已经历了漫长岁月的磨炼和考验，较年轻人的爱情更为专一和稳定。不论发生什么分歧应珍惜数十年来的爱情之花，学会克制忍让，克服固执，减少夫妻间的摩擦。丈夫看到妻子进入更年期应给予理解、爱抚、鼓励和劝慰，帮助消除疑虑。要加强修养，家庭成员间互敬互爱，互助互谅，尊老爱幼，教育子女树立正确人生观。亦要理解由于时代进步或变化对子女产生的影响，不要苛求他们必须按自己年轻时的模式行事。尊重孩子们的权利及自尊心，与他们交朋友。要安排好一家人的生活，使之井然有序而又丰富多彩。

更年期妇女对性生活要消除不必要的误解及顾虑，绝经不意味着性生活的终止，况且此时丈夫的性欲可能无明显减退。妇女完全可以从实际情况出发，保持正常的性生活。另一方面，丈夫亦应理解妇女绝经给阴道组织带来的不利影响，给予谅解和配合，避免动作粗暴。如遇困难可适当用些阴道润滑剂等。亦可以在医生指导下经阴道用一些雌激素制剂。不推荐用雌激素治疗性欲低下。

163. 更年期妇女怎样注意规律的生活和良好的卫生习惯？

应根据自己的体力能力，合理而有规律地安排工作与生活。起居定时，工作适量，避免过度疲劳；脑力劳动者在连续工作 2 小时后可做做工间操，使大脑休息片刻，周身活动一番，以提高工作效率；要有足够的睡眠时间，更年期妇女常有失眠和早醒，因此应争取早睡。午饭后睡半小时至一小时较妥；避免依赖镇静安眠药，最好采用适当体育锻炼，睡前防止情绪激动等积极措施来纠正失眠。这样有助于提高各器官的生理功能，延缓衰老的进程。

良好的卫生习惯是减少患病的重要措施。清早、晚饭后刷牙，餐后漱口，使用牙线或牙缝刷保持口腔卫生，预防龋齿和牙周病；勤洗手洗澡换衣，保持全身皮肤及外阴部清洁；注意室内空气流通及住房卫生，消灭四害；注意饮食卫生，防止肠道传染病；按时排便，预防便秘。尤其值得强调的是戒烟，烟中有毒物质不仅损害动脉内膜，引起脂代谢异常及冠心病，还会引起肺癌。酒类、含兴奋剂的饮料、辣椒和浓茶等刺激性强的食物亦应少吃。

164. 什么是更年期妇女合理的饮食？怎样调配适当？

更年期妇女每天摄入的热量应比年轻妇女少 5%~10%，一般以每日 1500 卡为宜。如为减肥则热量还应减少，直至达到平均标准体重时止。最好应在营养师的指导下确定每日需进热量，按照常进食品的热卡值，订出用膳食谱，坚持执行。同时经常称重观察效果。食物中的营养成分要全面，切忌偏食。

每天数份蔬菜、瓜果，因富含维生素 C 及无机盐，其中粗纤维还有助于保持大便通畅，抑制肠内厌氧菌的活动。碳水化合物应占总热量的 55%~65%，提倡富有维生素 B 族的粗粮，如米、面、杂粮、白薯、小豆等，一般每日 5 两左右已足够。限制含单糖的甜食。食糖过多会引起脂肪肝及肥胖，血脂升高，加速动脉粥样硬化的形成，亦不利于牙齿的保健。

蛋白质应占总热量的 10%~15%。过多可增加肝、肾的负担，对健康不利。每周 2 次鱼类。瘦肉、蛋、禽类等动物蛋白含必需氨基酸皆可食用。动物内脏、蛋黄、鱿鱼等胆固醇含量高的食品应少吃或不吃。鲜奶及奶制品内蛋白质丰富，钙质亦多，黄豆及其各种制品含有35%的植物蛋白，应鼓励食用。

脂肪类食品能增进食欲，为供给机体能量的主要来源。脂溶性维生素如维生素 A、维生素 D、维生素 E、维生素 K 亦借助脂肪在肠道内被吸收，类脂质则是构成脑细胞和神经细胞的主要成分，植物脂肪如豆油、花生油、葵花籽油、玉米油等优于动物脂肪。因为前者有降低血内胆固醇浓度的作用，含有人体不能合成的不饱和脂肪酸如亚油酸、豆麻油酸及维生素 E 等，而后者除鱼油外皆含饱和脂肪酸多，易引起动脉粥样硬化。

食盐可调味促进食欲，但进盐过多引起水肿及高血压，故每天 6g 即可。此外还应补充铁、钙等微量元素。戒烟少酒。

此外进餐应提倡定时、定量，反对暴饮暴食。早餐应吃饱、吃好，午餐要适当，晚餐应少进。这是因为白天工作消耗能量最多，吃好早餐可保持血葡萄糖浓度在适当水平，使大脑清醒、思维敏捷、体力充沛，在早餐食品中应含有丰富蛋白质及适当脂肪、碳水化合物类，以便持久地释放能量，供给机体需要。晚餐后一般能量消耗较少，过饱会加重胃肠负担，增加体重。而我国人民进餐习惯恰恰与上面要求相反，往往早餐时匆匆忙忙地吃少许，晚餐却常常安排较丰盛，全家饱食一顿，其实这是不够科学的。

165. 更年期妇女怎样进行科学的健身锻炼？

生命在于运动。规律适当体力劳动或体育锻炼有利于保持肌肉张力及平衡力，增加肺活量，促进代谢及血液循环，增强体质及抵抗力。运动还增加能量消耗，防止发胖，保持健美体型；防止骨质疏松症及动脉粥样硬化、冠心病。此外，还有助于保持乐观精神，心理年轻，认知敏锐；从而延缓"心理老化"的进程。

运动的种类及强度应随个人的体质条件、锻炼习惯、兴趣爱好、客观条件及适应能力而不同。例如，散步、慢跑、骑自行车、游泳、爬山、保健操、太极拳、跳舞、乒乓球、羽毛球等。开始时运动量应少些，以后逐渐增加到至少每周 150 分钟中等强度的有氧运动，持之以恒，定能收效。为观察效果，可定期测量体重及髋、股、腰部围径。肥胖者应先争取减去体重的 5%~10%，即可得到改善代谢异常的效果。

为保持体型的健美，还要注意姿势的正确。"坐如钟，走如风，立如松，睡如弓"是自古以来提倡的姿势。经常注意正确的姿势，可减少驼背等畸形的发生。

166. 更年期妇女怎样注意皮肤的美容保健？

爱美是人类的天性。更年期妇女较年轻姑娘更应注意美容及保持较年轻的外貌，以给人愉悦之感。除容貌外精神状态亦很重要。有些50~60岁的妇女外貌及动作较35~45岁的妇女还富有青春活力，这与个人的性格、修养、健康状况有关。

为保持面部皮肤的年轻外貌，应经常进行室外锻炼、保持精神愉快和充足睡眠，使皮肤代谢旺盛，并充分供应蛋白质及维生素，保证营养需要；选用质量好的洗面乳洗脸，然后涂抹柔肤水和润面霜，以润泽皮肤防止干燥；利用茶余饭后的零星时间坚持做面部保健操，避免增加面部皱纹的动作，如咬唇、压嘴、斜视、皱眉等；巧妙地进行面部淡妆有助于保持皮肤柔软光泽，掩盖褐斑和皱纹，增加姿色及活力。必要时可向美容师请教提高化妆技巧。文艺界妇女还可选择专科医师行面部美容整形手术。

要保持皮肤清洁卫生。多用温水清洗，尤以皱褶部位更须保持清洁干燥；贴身衣服应柔软吸水，以全棉织品为宜；勤洗头发，发型整齐端庄。要避免强烈的日光曝晒、风沙吹刮、气候过冷、过干等不良因素的刺激，因为它们皆会加速皮肤衰老。

167. 更年期妇女定期进行健康检查十分重要

更年期往往是"病机四伏"的时期。查体可主动在早期发现亚健康状态或潜在疾病的线索，通过及时调整或治疗使其逆转，或积极处理争取最好的效果。尤其是恶性肿瘤，强调预防及早期发现是早期治

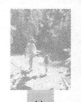

疗、挽救生命的关键。从妇女各种癌症发病情况的统计数字可见，约40%为乳腺癌及生殖器官癌瘤，生殖器官癌瘤中又以宫颈癌、宫体腺癌及卵巢癌为最常见。发病年龄都以更年期或绝经后为高峰。并非绝经本身诱发癌瘤，中年、绝经及癌瘤在同一时间内发生是巧合的现象。如经检查无肿瘤，那可以针对不同症状进行治疗，早日放下包袱，愉快生活。

每年健康检查内容包括体重、视力、血压、口腔、甲状腺、乳房及全身查体、妇科检查，此外还应查血、尿常规，肝、肾功能，血脂，胸片，心电图，宫颈刮片，肝、脾、胆、胰、肾、子宫、卵巢等脏器的 B 超扫描。为了解女性生殖衰老的发展阶段还可考虑测定血生殖激素浓度，结合临床症状进行解读。

更年期妇女要学会自我保健查病的方法。注意自己的主观感觉，譬如：活动后胸闷和心跳要想到有无冠心病；消瘦乏力、消化不良、黑色大便，要警惕消化系疾病；咯血、低热要检查有无肺病等。通过眼看手摸发现一些可疑体征，如乳房肿块、脉搏异常等。一旦发现异常就应尽快请医生检查。

168. 哪些药物有利于延缓衰老，防止疾病？

衰老是怎样引起的尚未阐明，目前有许多学说。因此，什么药确能延缓衰老尚待做科学的长期的观察，才能做出客观评价。目前常用的有：

（1）抗氧化剂：也称自由基清除剂。口服维生素 C 每日 300mg、维生素 E 每日 100mg。体内代谢中不断产生的自由基有强氧化作用，能使不饱和脂肪酸形成过氧化脂质，对机体有损害，引起核酸及蛋白质变性，导致细胞衰老及死亡。清除上述自由基便能延缓衰老。

（2）滋补药：人参、蜂王浆、枸杞子、冬虫夏草等，但必须在医生指导下服用。

（3）钙与维生素D：绝经后妇女每日应摄入元素钙1g。目前有高剂量的碳酸钙制剂——钙尔奇D，每片含元素钙600mg，维生素D_3 125IU，较葡萄糖酸钙、乳酸钙等制剂含量高，易于吸收，服用方便，每日1～2片已足够。食物中奶类及乳制品含钙丰富也易于吸收。250ml鲜奶约含钙0.25g，应鼓励食用。补钙在睡前服用较为合理，因为餐后3～5小时食物中钙已被肠道吸收完毕，夜间空腹时排出的尿钙几乎全部来自骨钙。睡前补钙有利于减少骨吸收，保持骨量。

169. 什么是绝经相关激素治疗（MHT）？

2013年国际绝经学会和美国、欧洲4个相关学术团体提出了"绝经相关激素治疗"的概念，指包括雌激素、孕激素、雄激素及其各种方案的联合应用疗法。这个术语较以往所用的术语"激素替代治疗""激素补充治疗""激素治疗"更为特异及确切。因为其他内分泌腺如甲状腺、肾上腺、垂体功能减退时也采用相应的激素替代或补充治疗（见第86问、第87问），而与绝经相关激素治疗的核心药物是雌激素，孕激素的作用只是为了保护子宫内膜，避免增生或腺癌。

20世纪60年代启用了雌激素疗法（ET）成功地治疗了更年期症状。至今50余年来，该疗法经历了2次高潮与2次低谷。70年代发现有子宫的妇女长期单用雌激素治疗后子宫内膜癌的风险增高8～15倍，使该疗法陷入第1次低谷。随后研究者加用了足够剂量和时间的孕激素成功地避免这一风险，80年代后雌、孕激素联合治疗（EPT）的应用出现了高潮。由于基础医学研究和观察性研究显示雌激素有保护心血管系统的作用，人们期盼着使用EPT预防慢性老年性疾病。为在临床上验证雌激素的上述益处，90年代美国启动了数个长期、大样本、多中心、随机对照临床试验，其中影响较大的有心脏雌激素或孕激素替代（HERS）研究和妇女健康启动（WHI）研究。研究采用的雌、孕激素制剂为结合雌激素（即倍美力）和甲羟孕酮（即安宫

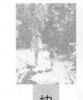

黄体酮）。但 21 世纪初揭晓的结果与预期不符合，HERS 研究显示绝经后有冠心病的妇女用药第 1 年冠心病事件风险增加。WHI 研究 EPT 组显示虽然子宫内膜癌、髋骨骨折风险降低，但乳腺癌、冠心病、卒中、肺栓塞风险增加。WHI 研究 ET 组也显示对心血管无保护作用，卒中风险增加，乳腺癌风险不增加。随后雌、孕激素疗法再次陷入低谷。

专家学者们对上述研究进行了数年分组、分层的细致分析，发现服药人群的年龄至关重要！2006 年提出了"治疗窗口期"理论，即绝经早期（绝经 10 年以内或 50～59 岁）有更年期症状的妇女采用雌、孕激素治疗，此时心血管粥样硬化病变处于初始阶段，雌激素可能延缓心血管病变的进展而受益。绝经晚期（60 岁以上）心血管病变已较为严重，雌激素可能导致斑块脱落而引起心脏、脑等处血管的栓塞，有害而无益。从此"绝经相关激素治疗"迈入更为科学、合理的时期。国际国内多个临床指南先后面世和不断完善，不仅有明确的适应证、禁忌证、治疗目标、规范的临床操作程序，关注患者整体健康，而且雌激素剂量和用药途径、孕激素制剂、激素治疗疗程的选择、随诊监测等措施更为讲究和规范，因而成为更年期妇女提高生活质量的重要保健措施。

170. 绝经相关激素治疗与短效口服避孕药有什么不同？

虽然绝经相关激素治疗与口服避孕药所用的皆是雌、孕激素制剂，而且皆需按周期用药，停药来月经。但这是两种不同的概念。避孕药的目的是抑制正常育龄妇女的排卵功能，避孕药内所含的雌、孕激素皆为合成剂型，剂量皆大于生理水平，是一种药理性干预。而绝经相关激素治疗的目的是给雌、孕激素缺乏的绝经后妇女补充小剂量的天然雌激素，使她们血雌二醇浓度恢复到正常育龄妇女早卵泡期水平，以减轻或纠正雌激素缺乏所引起的症状及预防退化性改变，是生理性补充。

171. 绝经相关激素治疗对更年期妇女的健康究竟有哪些益处？其适应证有哪些？

50余年来的临床实践及研究已肯定绝经相关激素治疗对更年期妇女的健康的益处是：

（1）调整绝经过渡期已紊乱的月经周期；由于绝经过渡期长达数年，对每个该年龄段的患者应检查血生殖激素水平，根据月经情况、血 FSH、雌二醇、孕酮浓度、必要时盆腔超声表现，决定选择"期待观察"，或"孕激素治疗"，或"雌、孕激素联合治疗"。

（2）减轻因雌激素波动或低落引起的中、重度血管舒缩症状，如潮热、出汗（及由此引起的睡眠障碍、情绪低落）。尤其在 60 岁前或绝经后 10 年以内为最佳治疗时期。单用孕激素的效果较雌激素差，加用有雄激素活性的药物可能改善性功能及健康相关生活质量。

（3）缓解阴道萎缩症状，减少感染概率。当患者的症状仅位于阴道局部，可选择局部用雌激素。症状缓解后可减量或隔 2~3 天用 1次，不必加用孕激素，但要注意适当监测子宫内膜厚度。经阴道用雌激素可能减轻尿急、尿频，降低泌尿道感染复发。

（4）对有骨折风险的绝经后妇女，防止绝经引起的骨量丢失加速，延缓骨质疏松症的发生及脊柱、前臂、股骨颈骨折。服用雌激素的妇女共济协调功能较好，不易于摔倒，这也是骨折减少的原因之一，但停止治疗后骨保护作用很快消失。因此应改换其他抗骨丢失的药物治疗，孕激素对保持骨量也起有益的作用。

根据激素治疗"窗口期"理论（见第 173 问），60 岁以前启用雌激素治疗是更年期妇女防治骨质疏松症的最佳时期。考虑到雌激素对老年妇女心血管系统、乳腺的潜在风险，原则上不推荐 60 以上妇女因预防骨质疏松性骨折为唯一目的而启用该治疗。已用雌激素治疗的患者是否继续使用，需权衡长期治疗与其他抗骨丢失药物治疗之间的受益风险比后做出决定。

（5）卵巢功能早衰或早绝经（详见第 159 问）。

（6）其他可能的益处还有：外用雌激素可能增加皮肤厚度、弹性及保湿性，减少皱纹，延缓皮肤衰老，但这不构成雌激素治疗的适应证，只能视为一个附加的益处。雌激素对全身结缔组织和软骨有保护作用，可能有利于缓解骨关节炎。

172. 什么是动脉粥样硬化性心血管病？

在全球范围内心血管病是妇女的首位死亡原因。动脉粥样硬化是心血管病发病的基础。动脉粥样硬化的发生、发展到出现临床症状需经历漫长的时间。30~34 岁妇女的冠状动脉即可出现脂肪条纹和纤维斑块等早期病变。45~55 岁时动脉粥样硬化进展的时间正好是雌激素逐渐减低的围绝经期。65 岁后动脉粥样硬化斑块已可出现炎性反应、坏死、钙化、血管新生、破裂等晚期病变。动脉粥样硬化斑块增大使血管完全梗阻，或斑块纤维包膜降解而破裂，引起血栓栓塞，才出现冠心病、卒中、静脉血栓栓塞病。

动脉粥样硬化的发生与众多危险因素有关。不可变的因素有年老、绝经、遗传（高危种族或 55 岁前发生心血管病的家族）、低收入地区；可变的因素有高血压（>140/90mmHg）、血脂异常（LDL-C>3mmol/L、HDL-C<1.2mmol/L）、高血糖（>6.1mmol/L）、高体重指数（BMI>25，尤其是腹型或内脏型肥胖）、吸烟、酗酒、缺乏体育锻炼等。女性特异的危险因素还有妊娠期先兆子痫和胎儿宫内生长受限史、多囊卵巢综合征等。糖尿病、甘油三酯（TG）>1.7mmol/L 或低HDL-C、吸烟对女性心血管病风险的不利影响大于男性。

高血压是最重要、常见、可纠正的危险因素。中国 55~64 岁和

65~74 岁的妇女中高血压患病率为 39% 和 50%，但仅 8% 得到满意控制。高血压与缺血性卒中的发病有密切的联系，降压治疗后收缩压降低 10mmHg，与不治疗相比，可减少 29% 的卒中风险和 26% 的心血管事件。即使是正常高值的血压（收缩压 130~139mmHg，舒张压 85~89mmHg）与正常血压（收缩压 <129mmHg，舒张压 <84mmHg）相比，心血管事件的风险也增高。

中国人群的总体脂肪含量低于白种人群，但体脂易在腹腔内脏积聚，即使 BMI≥18~<25 的人群中，14% 有腹型肥胖。诊断女性腹型肥胖的切点为腰围 ≥80cm，腰臀围比（WHR）≥0.8，皆低于白种人群。内脏脂肪能生成较多的游离脂肪酸和脂肪因子，引起或加重胰岛素抵抗，更易出现脂、糖代谢紊乱及心血管疾病。代谢综合征聚集了多重心血管危险因素，心血管病的发病风险增高更显著。

综上所述，预防心血管病的主要措施是戒烟（避免被动吸烟），控制体重在正常范围（体重指数 19~24），规律有氧运动，控制血压、血糖、血脂等。动脉粥样硬化早期服用雌激素可通过减少 LDL-C 氧化、抑制斑块形成、改善血管扩张功能等机制，延缓或阻止病变的发展，减少心、脑、肾等器官的损伤。

173. 绝经相关激素治疗与心血管疾病风险的关系有哪些？

对绝经相关激素治疗（MHT）与动脉粥样硬化性心血管病风险关系的认识经历了曲折的过程。20 世纪 90 年代许多观察性研究都显示正用 MHT 者与未用者比，心血管病发病风险减低 30%~40%。基础研究显示雌激素有直接及间接的心血管保护作用（详见第 9 问）。然而，2002 年后国际大样本、前瞻、随机、对照、激素治疗的多个临床试验研究提示 MHT 不能预防动脉硬化性心血管病。进一步分析这些研究对象的平均年龄为 63~66 岁，已处于血管病变的晚期阶段。选择 50~59 岁启用 ET 组分析，不增加心肌梗死的发病风险。与 70 岁启用 ET 者比较，死亡率减低 30%。因此提出了"窗口期"理论，即应在绝经后早期启用雌激素。

目前的证据是：60 岁前或绝经后 10 年内，已切除子宫的健康妇女启用单一雌激素，随诊 10 年，冠心病发生及总死亡率显著下降。丹麦一个类似的研究随诊 16 年因心肌梗死、心力衰竭住院及死亡者显著减少。因此显示雌激素的心血管保护作用。雌、孕激素联合治疗对上述人群也可能有相似益处，但证据欠缺。目前尚缺乏关于此组妇女到 60 岁后继续用雌激素的资料。不推荐 60 岁以后或绝经 10 年以上的妇女启用雌激素，在服用第 1~2 年内可能会出现不利的影响。

总之，中老年妇女选用 MHT 必须有适应证及无禁忌证。选用前应该综合评估妇女整体健康，尤其是心血管健康。对具有 ≥3 个危险因素者属于高危患者，应请心血管专家共同处理。对确认为高血压者首先应降压治疗，是否启用 MHT 由医生慎重决定。欧洲的专家选择血压情况、是否吸烟、血胆固醇水平、所在地区心血管病发病率设计了冠脉系统危险评估表，以评估 10 年内致死性心血管病风险。对风险 ≥5% 的患者要高度重视。启用时机应在 60 岁以前。选用低剂量及天然制剂。应该根据心血管危险因素的多少区别对待。

174. 绝经相关激素治疗与静脉血栓栓塞、卒中的关系有哪些？

血栓栓塞是指血管内循环的血液由于某种原因凝固成血块，其一部分脱落随血流造成下游小血管部分或完全堵塞，相应的脏器缺血、缺氧、坏死而引起疾病。静脉血栓栓塞在临床上患病率为 1‰~3‰。主要表现为深静脉血栓（DVT）和肺栓塞（PE）。亚洲国家患病率低于西方国家。中国香港曾报道人群中 DVT 和 PE 患病率各为 17/10 万和 4/10 万（罕见和极罕见）。65 岁以上人群则上升到 81/10 万和 19/

10 万（罕见）。发病的危险因素有：家族栓塞史、60 岁以上、肥胖、少动、口服避孕药、抽烟、易栓症。

WHI 研究显示 50~59 岁妇女单用雌激素治疗引起静脉血栓栓塞事件的风险为每 1 万妇女每年增加 4 例，雌、孕激素治疗组为每 1 万妇女每年增加 11 例，常出现于用药初 1 年时，但此风险低于正常妊娠引起的风险。经皮肤途径用药避免了肝脏首过效应，较口服途径风险减低。孕激素的品种也影响风险大小，如口服醋甲羟孕酮、连续联合用药方案风险较大。

缺血性卒中为妇女第 3 位死因，发生的危险因素有：60 岁以上、高血压、冠心病、心房纤颤、肥胖、酗酒、镰刀状贫血等。60 岁以后口服雌、孕激素或替勃龙（1.25mg/d）治疗增加卒中的风险。WHI 研究显示每 1 万妇女每年增加卒中 1~2 例。口服结合雌激素 0.3mg/d 或经皮途径用雌激素（<50μg）似不增加卒中风险。

既往有缺血性卒中或短暂缺血发作史的妇女不应采用 MHT。

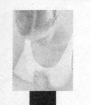 **175.** 绝经相关激素治疗与乳腺癌的关系有哪些？

关于绝经相关雌、孕激素治疗与乳腺癌之间相关的程度尚有争议。可能与应用时间长短、加用孕激素的不同品种有关。WHI 研究结果为子宫切除的妇女初次应用单一结合雌激素 7.1 年乳腺癌诊断和死亡率降低。但疗程长于 5 年时乳腺癌的发生率略上升，增加乳腺癌发病风险的程度为每年每 1000 妇女中增加少于 1 例（罕见），低于肥胖、酗酒、少运动等常见生活方式因素所引起的风险。停止治疗后风险即降低。

孕激素成分与乳腺癌风险关系较雌激素密切。欧洲的观察性研究显示天然雌激素加用微粉化孕酮或地屈孕酮的妇女对乳癌发生风险较加用其他合成孕激素低。2012 年北美国家的专家建议：雌、孕激素治疗导致乳腺癌风险增高，因此使用时间不宜超过 3~5 年，而单一雌激素治疗不引起乳腺癌风险增高，可灵活延长使用时间。

既往患乳腺癌的妇女不应选用雌、孕激素治疗。采用 MHT 前必须筛查乳房超声相。

176. 绝经相关激素治疗与其他肿瘤的关系有哪些？

已证明长期单独服用雌激素 5~8 年以上的妇女，与不用雌激素的妇女比较，发生子宫内膜增生或腺癌的概率增加 5~10 倍，雌激素剂量越大，疗程越长，发病风险越高。停止治疗后该风险可持续多年。肥胖妇女风险较高。但每月加用足量孕激素 10~14 天后，发生子宫内膜增生或腺癌的风险小于不用雌激素的妇女。替勃龙治疗不刺激子宫内膜，连续联合用药方案对子宫内膜刺激较小。不推荐既往患子宫内膜癌的妇女采用雌激素治疗。

雌、孕激素治疗不增加宫颈鳞癌的发生。长期单一雌激素治疗每 5 年每 10 000 妇女增加卵巢癌发病风险 7 例。雌、孕激素联合治疗可能无此风险。

未观察到 50~59 岁妇女采用绝经相关激素治疗后肺癌风险增加。60~69 岁妇女用药每 5 年、每 1000 人增加肺癌 1.8 例。抽烟者肺癌死亡风险较高。

许多研究显示绝经相关激素治疗减低结直肠癌的发病风险。但不推荐专为预防结直肠癌而用本治疗。

177. 绝经相关激素治疗与认知功能的关系有哪些？

人脑是雌激素和其他性激素作用的靶器官。雌激素直接作用于神经元和神经胶质细胞，或间接通过影响氧化应激、炎症反应、脑血管、免疫系统，影响神经功能和神经疾病。但自然绝经和 MHT 对认知、记忆和情感影响的研究结果并不一致。绝经过渡期和绝经后早期启用 MHT 对认知功能的影响尚不清楚。绝经晚期启用 MHT 对认知能力肯定无作用。

MHT 对阿尔茨海默病（老年性失智症）患者无改善症状或延缓病情进展的效果。绝经早期 MHT 可能有益（窗口期）。65～79 岁启用雌激素每 1000 妇女每年增加阿尔茨海默病患者 1.2 名。若启用雌、孕激素则每 1000 妇女每年增加阿尔茨海默病患者 2.3 名。

绝经前后抑郁症患病率相似，绝经过渡期短期雌激素治疗可能有益，绝经后晚期则无效。

有癫痫的绝经后妇女 MHT 可能增加癫痫的发作频率。

178. 医生是怎样选用绝经相关激素治疗（MHT）的？

更年期妇女是否应该选用雌、孕激素，应用哪种剂型、多少剂量，怎样服用，都应在有经验的医师指导下，经过详细地询问患者年龄、是否绝经及何时绝经、现有的症状、个人既往和家族成员中患病（静脉血栓栓塞、卒中、乳腺癌、冠心病、骨质疏松症）的历史、体格检查及化验结果、预防疾病的需要、患者自身的意愿和期望，慎重地权衡治疗的受益和风险比后，再做个体化的决定。不经医生而擅自服药，并误认为剂量越大，越能保持年轻是很危险的。

目前公认应采用 MHT 的适应证有：

（1）绝经过渡期月经紊乱。

（2）中重度的血管舒缩症状，或轻度神经精神症状。

（3）泌尿生殖道萎缩症状。

（4）有骨质疏松症的高危情况，或骨密度、生化检查已证明有低骨量、骨质疏松症。

（5）卵巢功能过早衰竭。

MHT 的绝对禁忌证有：

（1）妊娠期。

（2）原因不明的异常子宫出血。

（3）雌激素相关的肿瘤（如子宫内膜癌、子宫肉瘤、乳腺癌、黑色素瘤）。

（4）严重肝、肾功能障碍。

（5）近 6 个月内患活动性血栓栓塞性疾病。

（6）血卟啉症、耳硬化症。

（7）用孕激素的禁忌证为脑膜瘤。

MHT 的慎用情况：

（1）妇科疾病：子宫肌瘤、子宫内膜异位症、子宫内膜增生史。

（2）外科疾病：胆囊疾病、乳腺良性疾病或乳腺癌家族史。

（3）内科疾病：未控制的糖尿病、严重高血压、有血栓栓塞倾向、系统性红斑狼疮、癫痫、哮喘、心脑血管病、偏头痛、垂体泌乳素瘤等。

妇科内分泌医生面对因绝经症状而就医的中年妇女，在处理时不应只针对月经、绝经和生殖系统症状，应更广泛地关注妇女的整体健康，包括生活方式的调整，心血管、脑的健康和癌瘤的预防。要详细全面询问个人和家族病史，包括吸烟、饮酒、饮食习惯、体育锻炼、乳癌及乳腺良性疾病史、血栓栓塞病史、心脑血管病史、糖脂代谢病史等；要进行体重、身高、腰围、乳腺、盆腔器官检查；宫颈刮片，肝、肾和凝血功能，血脂，血压，血糖等。

对具有上述适应证中任一项，且无所有禁忌证的妇女可选用 MHT。无适应证或有任一项禁忌证者都不用 MHT。对有适应证但伴有上述慎用指征时，应征求相关科室专家意见后，在全面权衡受益与风险并征得患者知情同意后，选用恰当时机、制剂、剂量、途径的药物，同时加强随诊监测。

179. 绝经相关激素治疗的具体用法有几种？怎样选择？

对绝经过渡期患者应根据月经及血生殖激素状况，选择孕激素调整月经或其他治疗。

绝经后妇女需根据患者的年龄、绝经后年限、是否愿意有周期性阴道出血，可分别选择序贯方案或连续方案。

周期序贯方案适用于年龄较轻、愿意有月经的更年期妇女，每月先用雌激素共 21~28 天，于用药第 12~15 天起加用孕激素 10~14 天，以防止内膜增生，停药数天后有子宫出血数天。如克龄蒙的配方为戊酸雌二醇 2mg/d，21 天，第 12 天起加醋环丙孕酮 1mg/d，10 天；符合周期序贯方案。由于醋环丙孕酮的消除半衰期较长，一般停药 5 天左右出现撤退性出血，说明书上为停药 1 周即可按上法重复用药，实际于出血第 5 天起再重复用药更为稳妥。

连续序贯方案适用于绝经症状十分严重，即便短期停药仍不能忍受的患者。指雌激素连续服用不间断，按月历每月在固定日期用 10~14 天孕激素，停孕激素后也有阴道出血。如芬马通配方为微粉化雌二醇 1~2mg/d，28 天，第 15 天起加地屈孕酮 10mg/d，14 天；说明书上嘱不间断服药，符合连续序贯方案。但往往在加服地屈孕酮 10 天后即出现点滴出血，因此该药也可改为周期序贯方案，即服药到第 26 天起停药等待撤血来潮，然后在撤血第 5 天起再重复用药。

连续联合方案是雌、孕激素每日同用而不间断，目的是不使子宫内膜增厚及出血，出血率较低，比较受绝经后多年妇女的欢迎。但用药初期常出现点滴出血，雌、孕激素剂量的合理配伍尚待摸索调整。安今益即为微粉化雌二醇 1mg/d 与屈螺酮 2mg/d，28 天的连续联合方案的复方制剂。

序贯方案适用于年龄较轻、愿意有月经的更年期妇女，每月先用雌激素共 21～28 天，于用药第 12～15 天起加用孕激素 10～14 天，以防止内膜增生，停药数天后有子宫出血数天。于出血第 5 天起再按上法重复用药；这种方案称为"周期序贯方案"。还有一种"连续序贯方案"，适用于绝经症状十分严重，即便短期停药仍不能忍受的患者。指雌激素连续服用，按月历每月用 10～14 天孕激素，停药也有阴道出血。

"连续联合方案"是雌、孕激素每日同用而不间断，目的是不使子宫内膜增厚及出血，出血率较低，比较受绝经后多年妇女的欢迎。但用药初期常出现点滴出血，雌、孕激素剂量的合理配伍尚待摸索调整。

若因妇科疾病已行子宫切除妇女，则可用单一的雌激素替代，不必加用孕激素。经阴道应用低剂量雌激素栓剂也可不加孕激素，但须监测子宫内膜厚度。

雌、孕激素的剂量往往因人而异，因各人的肝脏对雌激素的代谢能力差异很大。医生常先给予一般常用量，一个月后需复查，根据患者症状的变化、有无副反应及化验做必要的调整，医生需要经过一段时间观察，摸索适宜于某个人的最小有效剂量，然后可长期维持服用。这样才能争取最好的效果，避免不良反应。

治疗的目标不是要求完全恢复到育龄妇女血内雌激素的最高水平（约 300pg/ml），而只要求达到育龄妇女卵泡早期的雌激素水平（约 60pg/ml），因为这一水平既可有效地缓解更年期症状及保持骨量，又不刺激子宫内膜增厚。

不论哪种制剂、剂量、用药方案，在 MHT 过程中必需定期进行医疗监测。对有某些内科、妇科病的妇女，更要小心观察。监测指标有：体重、血压、乳房、盆腔 B 超、血脂、骨密度、子宫内膜等。

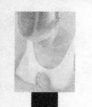
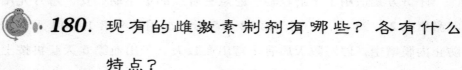

180. 现有的雌激素制剂有哪些？各有什么特点？

（1）口服制剂：公认应采用天然的雌激素——雌二醇制剂，其优点是对代谢的影响相对小些，而且可直接测定血中浓度，便于临床监测。国内市场上有戊酸雌二醇（商品名补佳乐），芬马通复方内的雌激素为微粒化雌二醇（商品名 Estrace）、尼尔雌醇（商品名维尼胺）为雌三醇的长效衍生物，每两周服 1～2mg，国内已应用多年。

国内多年来口服的雌激素制剂——己烯雌酚已被废用。结合雌激素（商品名倍美力，Premarin）已撤出市场。乙炔雌二醇是雌二醇的衍生物，仅用于避孕药中。

口服途径的雌激素制剂使用方便，价格相对便宜，经胃肠道吸收，首次达到肝脏血窦内的浓度为外周血浓度的 4～5 倍，对血脂及糖代谢有一定益处；但可能激活肝脏合成的某些蛋白质如肾素、凝血因子，不宜用于高血压、有血栓倾向的患者。

（2）经皮制剂：经皮使用的雌激素制剂直接经皮肤吸收入血循环，避免了对肝脏和代谢的不利影响。剂量减低 20 倍，适用于有胃肠、肝胆、胰腺病史，高血压、高甘油三酯、糖尿病、有血栓风险的患者。剂型有：

1）凝胶：如法国制造的爱斯妥凝胶（Oestrogel），为含雌二醇的凝胶，每日晚上涂抹于下腹部或大腿内侧 1.25～2.5g（内含雌二醇 0.75～1.5mg）。

2）半水合雌二醇贴剂：商品名为松奇，贴于腹部、大腿或上臂，每 7 天换一次。每天持续释放 50μg 的雌二醇，经皮肤吸收至体内，血雌激素的浓度较稳定。少数可能发生局部皮肤发痒等副作用，价格较口服制剂略贵。

（3）经阴道制剂：对治疗雌激素缺乏引起的泌尿生殖道萎缩症状

较适宜。现有的制剂为雌三醇软膏（欧维婷，Ovestin）、普鲁雌烯栓及霜（商品名更宝芬栓及霜）。前者能从阴道黏膜吸收入血循环，上药10~14天后可减量到每周2次，避免引起子宫出血。后者不被阴道黏膜吸收，对全身其他部位无影响。还有氯喹那多普鲁雌烯阴道片（商品名为可宝净），内除含雌激素外还有接触性广谱抗菌剂氯喹那多，有助于控制伴发的阴道炎。

181. 现有的孕激素制剂和雌孕激素复方制剂有哪些？各有什么特点？

对有完整子宫的妇女，在用雌激素的同时必须加用孕激素保护子宫内膜。现有的口服孕激素制剂有：

（1）天然孕酮制剂：有黄体酮针剂及口服微粉化孕酮片剂（安琪坦、琪宁、益马欣）。

（2）合成的孕激素制剂：分为孕酮衍生物、睾酮衍生物、螺内酯衍生物。

地屈孕酮（dydrogesterone）的化学结构最接近天然孕酮。具有纯孕激素活性。在推荐剂量范围内不抑制排卵。对胚胎无不良影响。天然孕酮和地屈孕酮不对抗雌激素对代谢的有益作用。

孕酮衍生物还有醋甲羟孕酮（安宫黄体酮）、醋甲地孕酮（妇宁）、醋环丙孕酮。此类孕激素的雄激素活性较小，不利影响较少，过去安宫黄体酮常被选用，但并不理想。醋环丙孕酮有抗雄激素的活性，常用于高雄激素患者。

睾酮衍生物有诀诺酮（妇康）、左炔诺孕酮（毓婷）等。其雄激素活性较明显，可能会抵销雌激素改善血脂的作用。

螺内酯衍生物有屈螺酮。兼有轻度降血压作用，所用剂量对乳腺刺激作用甚微；对血压高者启用MHT应优先选用复方屈螺酮。

经阴道用的有孕酮凝胶（雪诺酮，crinone）、经宫腔用的左炔诺孕酮宫内系统（曼月乐）。

（3）雌、孕激素复方制剂：

克龄蒙为戊酸雌二醇 2mg/d，21 天，第 12 天起加醋环丙孕酮 1mg/d，10 天的周期序贯方案的复方制剂。一般停药 5 天左右出现撤退性出血。

芬马通为微粉化雌二醇 1~2mg/d，28 天，第 15 天起加地屈孕酮 10mg/d，14 天的周期序贯方案的复方制剂。

安今益为微粉化雌二醇 1mg/d 与屈螺酮 2mg/d，28 天的连续联合方案的复方制剂。

182. 雄激素能否用于绝经相关激素治疗（MHT）？替勃龙有什么特点？

雄激素用于绝经后妇女 MHT，主要作用是促进食欲、增强体力、振奋精神、改善情绪和性欲、增加骨量。可选用替勃龙片剂。

替勃龙（即 7-甲异炔诺酮，利维爱）在国外上市已有 20 余年历史。它在体内产生 3 种代谢产物，兼有雌、孕、弱雄 3 种激素活性。在骨骼、脑、阴道中产生雌激素作用，其活性为乙炔雌二醇的 1/5。在子宫内膜、乳腺中起孕激素、雄激素作用，其孕激素活性为炔诺酮的 1/8，雄激素活性为炔诺酮的 1/3。因此被称为"选择性雌激素活性调节剂"。

关于替勃龙的多个规范临床试验证实：与结合雌激素比较，替勃龙对更年期心血管症状、泌尿生殖道萎缩症状同样有效；也能保持骨量，减低椎骨及非椎骨骨折发生率；对血压、血糖无不良影响。但不同之处是：替勃龙能改善性功能及性满意度；它使血胆固醇、LDL-C 降低的同时甘油三酯也下降，但 HDL-C 也会下降。替勃龙不刺激子宫内膜，不必加用孕激素，用于绝经后 1 年以上的妇女不应引起非预期的阴道流血。不增加年轻女性冠心病、栓塞的风险，但在老年妇女中则增加。替勃龙抑制乳腺局部合成雌二醇的酶活性，因此不增加乳腺密度，乳房痛发生率低，不增加健康绝经后妇女乳腺癌的风险。但对已患乳腺癌者仍有增加复发的风险，因此不应使用。

替勃龙一般宜清晨服用，不必计算日子。国内试用证明每日半片（1.25mg）即足以显效。

183. 绝经相关激素治疗从何时开始？持续多久？

更年期症状可在绝经过渡期即出现，为减轻症状即可考虑用药。应首先了解患者此时体内雌激素水平是过低，还是相对过高？因为经前紧张征的表现有时与更年期症状有相似之处。如果血雌激素水平不低，那么应给孕激素更为合理，而且亦同样有效。

绝经后若出现更年期症状，当然以补充雌激素为首选，配伍孕激素以保护子宫内膜。当症状缓解后，可减量维持数月至1~2年。若症状不复发，即可停用。这是 MHT 的短疗程治疗。但是，如果应用 MHT 后，症状不见轻，则应重新检查诊断。

若为保持骨量及预防骨质疏松症，则应在绝经后尽早开始，疗程需长达10余年。需要经常做医疗监测。有骨质疏松症高危因素的患者应长期进行 MHT。60岁以后也可改换应用其他抗骨质疏松药物。

184. 在绝经相关激素治疗过程中医生怎样进行随访监测？可能出现哪些情况须及时处理？

启用 MHT 时，医生应向患者解释治疗的目的、可能的风险，在使用 MHT 的过程中需要患者配合按时复查及遵医嘱调整用药，征得患者知情同意后才可开始。

一般用药第 1 个月、第 3 个月、第 6 个月，1 年时须进行复诊。医生将询问服药后原有症状是否减轻？有哪些新的不适？进行必要的体格检查和化验。决定是否需要调整用药、剂量或方法。用药 1 年时要重新评估 MHT 的受益与风险，决定是否需继续用药。

可能出现的不良反应有：

（1）非预期的阴道流血：绝经后子宫内膜受一定量雌、孕激素刺激后，仍会增殖、转化及脱落出血，采用序贯方案者停药后皆有规则的撤退性出血，持续时间和出血量与正常月经类似。若出血量过多，或持续时间长于 7 天，或服药期间未漏服药而突破性出血应视为异常。采用连续联合方案者服药初期可能出现不规则点滴出血，但若用药 6 个月~1 年仍不闭经，或闭经一段时间后又出血应视为异常。出血的原因有：漏服药、绝经过渡期内源性激素的干扰、潜在妇科疾病、其他药物的影响等。医生将进行必要的检查寻找出血原因，除外内膜增生或癌变后决定下步处理。

（2）乳房胀痛、水肿、头痛、乏力、困倦、情绪不稳、恶心、腹胀、体重增加等。

这些症状一般可通过医生调整剂量或方案等措施加以纠正。

185. 更年期妇女在绝经相关激素治疗中应怎样配合？

首先，应理解药物治疗只是更年期妇女综合保健措施中的一项，其他措施如饮食合理调配、戒烟酒、健身锻炼、控制体重、减少应激、心理调整、补充钙剂及维生素 D 等也十分重要，不要误认为用药后其他方面可随心所欲。其他必要的降血糖、降血压、调血脂等治疗也不可忽视。

其次，在决定用药前要将过去病史、家族病史、服药情况、饮食习惯、生活方式等告诉医生，对现有种种症状的程度自己要有正确的

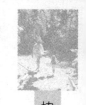

估计，对激素替代治疗的利弊要有所了解。用药时要遵照医嘱，不随便改动或忘服，并注意观察自己各种症状的变化及有无副作用。要按时复查，做必要的化验、B 超检查等，不要中断。这样才能以最小的代价获得最好的疗效。

最后，应该认识激素治疗与许多内、外、妇科复杂疾病的关系，长期 MHT 的安全性方面还有待积累经验。患者自己也可做客观的判断，以帮助医生正确评估疗效及安全性，提高诊疗水平。

如果目前暂时不愿或不宜用 MHT 的妇女，也应每 1~2 年检查 1 次，以重新进行评估，决定处理。

186. 年轻妇女是否也可能需要雌、孕激素治疗？

第 47、48、50、51 问中已介绍了 Kallmann 综合征、Turner 综合征、单纯性性腺发育不全症、17α-羟化酶缺乏症的患者可采用雌、孕激素替代治疗，促使女性第二性征发育，诱发人工月经。第 158 问、159 问中人工绝经、卵巢早衰的年轻妇女也应该采用雌、孕激素替代治疗，保持女性性征，诱导人工月经、避免过早衰老。凡是青春期、育龄期妇女因各种疾病引起闭经时，如不要求生育，对病因也无特殊治疗方法时，常需按周期序贯方案补充雌、孕激素，诱发人工月经，预防雌激素水平低下引起的各种退化性改变。与绝经后妇女不同的只是雌激素剂量应大些，从而使人工月经按月来潮。有的闭经患者血内雌激素水平不低下，则可每月只用孕激素，使子宫内膜按时脱落出血。这实际上也属于激素治疗或人工周期治疗的范畴。

年轻女性与正常年龄绝经的女性比较，血管舒缩症状发生较重，乳腺癌的风险较低，但骨量丢失加速较早，易于发生骨质疏松症；冠心病发生的风险可能增加。因此雌、孕激素治疗在这个人群中的受益明显大于风险。应该至少应用到自然绝经平均年龄，之后按照绝经后雌、孕激素治疗的原则处理。

在长期服用雌孕激素治疗的过程中，也有少数患者服药时出现一些非预期的现象，如有时忘记服药或服用日期有错，周期序贯方案用药时在服药未停止前提早出现阴道出血，个别体内雌激素水平极低的闭经患者，按说明书服用克龄蒙 3 周停药，1 周后再服用，连续 3 个周期都无撤退性出血。因此患者最好做一个服药及阴道出血的日记，以便让医生准确地了解服药的方法是否正确，效果如何。因为常用的剂量未必适合每个患者，医生对上述少数患者须根据服药反应调整剂量和服药方案。其他有些不适或检查化验也可记上。这样等于建立一个自己的月经健康档案是有利于疾病的控制的。

187. 更年期妇女是否可选用非激素类植物药治疗？

实际确实有部分更年期妇女因存在禁忌证不能选用雌、孕激素治疗。也有一些妇女对激素顾虑大而不愿意选用 MHT。市场上有大豆异黄酮、多种植物雌激素等宣称有效安全。但植物药符合西药审批标准，即成分明确、精确定量、用现代工艺除去杂质及有害物质，通过国家标准的药理、药效、安全性评价的品种还为数不多。这里介绍一种非激素类植物药——莉芙敏。

莉芙敏原产地是德国，是北美黑升麻根茎的异丙醇提取物，每片含 20mg 生药提取出的 1mg 三萜类活性成分。基础研究显示它不是雌激素，对患者生殖激素无影响、不刺激子宫内膜及乳腺。它通过直接调节中枢神经系统 5-羟色胺、多巴胺、阿片肽等神经递质而缓解潮热、出汗症状。适用于绝经过渡期、绝经后主诉为潮热、出汗、有 MHT 禁忌证或不愿用 MHT 的妇女。通常每天 2 次，每次 1 片，连续服用 2~4 周后起效。不须限制使用时间。

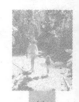

188. 什么原因可引起绝经后妇女再次阴道出血？

绝经后妇女再次出现阴道流血是一个应该引起重视的症状。随着医疗保健工作的广泛开展，20世纪80年代绝经后出血妇女中恶性肿瘤发生率已下降至10%～20%，其中多数为子宫内膜腺癌，宫颈癌及卵巢癌次之。其他良性病因还有老年性阴道炎、宫颈糜烂或息肉、子宫内膜息肉、良性的卵巢囊肿、子宫肌瘤等。值得提出的是，还有妇女因服用雌激素或上雌激素坐药后亦可引起绝经后出血。

有绝经后出血的妇女应立即到医院检查，不可麻痹大意。尤其是肥胖妇女，绝经10年以上，有多次阴道出血，而且淋漓不止达一个月以上者更应高度怀疑癌瘤的可能性。为了查明出血原因，医生会给患者进行一系列的检查，包括妇科双合诊检查、宫颈刮片检查、阴道脱屑细胞学检查、血6项生殖激素检查、盆腔超声检查、子宫内膜活体组织检查或刮宫等，必要时还可做腹腔镜、宫腔镜等检查。肯定有肿瘤存在时，不论良性或恶性，一般都应及时治疗。

绝经后妇女体内雌激素水平低落，阴道黏膜变薄，性交时易发生浅层擦伤。由于阴道由酸性环境转变为碱性环境，抵抗力低下，外界细菌容易侵入而引起阴道炎、宫颈炎或子宫内膜炎，严重时可因宫颈管堵塞而形成宫腔积脓。在生殖道有炎症的情况下，绝经后妇女可有少量阴道流血，并伴有黄色脓性白带。宫腔积脓时可出现发热及下腹痛症状。如将白带做细菌培养还可发现病原菌。诊断一旦肯定后，应积极采用消炎药物。怀疑宫腔积脓时，应多次探宫腔，解除宫颈管的梗阻，使脓汁充分引流出来。雌激素有利于增强生殖道黏膜的抵抗力，可同时适当选用。

内分泌原因亦可引起绝经后出血，这种情况多见于近期绝经的妇女。阴道流血似月经样，按时停止，但无规律可循。如果多方面检查

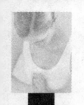

皆未找到病因时，可怀疑卵巢内是否有一些残留的卵泡，由于某种不明的原因呈一过性的发育所致，亦可能由于从脂肪等周围组织转换来的雌酮作用于子宫内膜所致。此时只需观察处理，一般情况下出血会自行停止。

最后，罕见的情况是绝经后出血反复出现，各方面检查原因未找到，如果患者一般情况能耐受并愿意手术，亦不妨行剖腹探查及子宫卵巢全部切除术，以防后患。